# 看護師として生きる

## 自分の選択

編
ウィリアム・B・パトリック

訳
田中 芳文

西村書店

訳注は、文中の［　］内に示した。

こうして黙ったまま、夢がさまざまな投影を繰り返すなかで、
私は昔に立ち戻り、昔を再び生きながら、病院のなかを縫うように進む、
傷つき倒れた兵士の痛みを手当てして、慰めてやり、和《やわ》らげてやり、
不安に悩む者のそばには暗い夜が明けるまで座ってやる、なかには幼い者もおり、
ひどく苦しむ者もいる、私が思い出す経験は懐かしくも悲しいものばかり……

ウォルト・ホイットマン「包帯を巻くのが私のつとめ」より

# まえがき

職業にまつわるストーリーは、その職業を深く理解する際の強力な手段として役立つ。それは、その仕事の具体的な内容について詳しく紹介し、そのキャリアの実情をいろいろ説明するとともに、私たちの人生を感情的にも精神的にも豊かにするという三つのことを、同時にしてくれるのだ。本書に収録されているストーリーは思わず引き込まれるものばかりで、間違いなくこれらを満たすものである。ストーリーに登場する看護師たちは、私たち読者を腹心の友のように扱いながら、人が最も脆弱な状態にあるとき、つまり、患者になっているときに対処してくれる、看護という専門職のカーテンの裏側をのぞかせてくれる。

本書におさめられた二三編のストーリーは、民族的にも、文化的にも、そして教育的にも多様なものである。看護師である母親を追いかけるように、高校入学前にすでに自分の進む道を確信していた者もいる。もっとよい収入、あるいは雇用の安定を求めて、人生の途中で転職した者もいる。そしてまた、人生のかなり後半になって看護の世界に入った者もいるが、それは困っている人たちのために力を発揮する職業に就くようにという不思議な声に応えた結果であった。しかし、総合すれば、これらのストーリーはすべて、看護師にとってのキャリアの選択肢が幅広いことを明らかにしているだけでなく、保健医療についての価値ある知識を形成する、仕事の経験や環境を詳しく述べてくれている。概していえば、看護のエッセンスを伝えるのが本書なのである。

本書のなかで耳にする声すべてに通じているのは、看護という職業に対する情熱と、患者に対する思いやりである。本書を最初から最後まで一気に読もうと、登場する看護師たちの人生をひとつずつ味わおうと、その看護師たちの希望、苦闘、そして喜びに心を動かされずにはいられないだろう。もしあなたが看護師なら、本書に収録されているたくさんのストーリーのどこかに自分自身がいることがわかるだろう。もし幸運にも、あなたの友人や家族に看護師がいるなら、その人たちとこれらのストーリーをわかちあおうとして、たぶん急いで本書を読むことだろう。そして、もしあなたがまだ看護師になっていないのなら、本書を読むことで、看護師になろうと考えるようになるのは間違いない。

ガートルード・B・ハチンソン　情報学修士、文学修士、登録看護師、元重症治療専門登録看護師
ベルビュー病院看護学校校友看護史センター公文書保管専門職員

## ドクター・コリーン・ウォルシュ

Dr. Colleen Walsh

私は、三〇年以上にわたって、マサチューセッツ州ボストン、ニューヨーク州オールバニー、ヴァージニア州シャーロッツビル、ミシガン州アナーバーなどにあるレベル1外傷センターの整形外科病棟で看護師として働いてきた。また、フルタイムで働き、家族を育てながら、看護分野の学位を四つ取得した。二〇一一年、エヴァンズビルのサザンインディアナ大学で看護実践博士号を取得し、現在はそこで看護学の助教をしている。

自分は看護師になるのだといつも思っていた。学校で学びはじめて、小学校から高等学校にかけて、看護師になりたくないと思った時期は一度もなかった。家族に医療関係者はひとりもいなかったので、その気持ちがどこから生まれたのかはわからない。生まれつきそうしたいと感じ、その気持ちが揺らいだことは決してなかった。そうなる運命だったのだと思う。

しかしながら、私はX脚で生まれてきた。X脚は、膝はすりあわさるが、足が外を向いている。さらに悪いことには、丸ぽちゃの子どもだったので、体重によってその問題がに股《また》の反対である。

が悪化した。膝蓋骨《しつがいこつ》をよく脱臼し、あまりにも痛くて歩くことができないときもあった。七歳ではじめてギプス包帯を装着し、一九六三年にはじめて大きな手術を経験したが、それはまだ一一歳のときだった。生まれてから、その問題を修復するためにさらに七回の手術を受けた。だから、整形外科に対して自然と親近感があった。なぜなら、そのギプス包帯の裏側がどのようになっているかよく知っていたからだ。

一六歳のとき、二度目の大きな手術を終えた後、私の看護を担当したのは、ラチェッド［米国映画『カッコーの巣の上で』に登場する精神科病院の冷酷でサディスト的な看護師長］のようなタイプの看護師だった。入院中は毎日、彼女に泣かされた。もっとも、当時を振り返ってみると、彼女はたぶん自分がやるべきことをやっていたのだろう。しかし、そのやり方が問題だった。卑劣で意地が悪かった。私をからかい、私のことをベビーと呼んだ。そんなことがあっても、私はやはり看護師になりたかったし、あの看護師と正反対の存在になるためにできることは、何でもすると誓った。

看護学校時代、整形外科ではじめて実習をしたとき、私はすぐに患者たちに感情移入した。ベッドで寝込んでいるということがどういうものかわかっているつもりだった。整形外科の手順を、患者として、牽引と重錘《じゅうすい》［おもり］、そしてそれらがどのように骨を所定の位置に保持しているかといった点で実際に経験したことがあったからだ。尻の下にギプス包帯の屑があったり、イライラする発疹ができたりするとどんな感じがするか、そして清潔なシーツが敷かれているのがどれほどすばらしいことなのかよくわかっていた。そのような小さなことは重要でないように聞こえるかもしれないが、患者になってみると、それらが増大して絶え間ない日常的な苦痛になるものなのだ。

働きはじめた頃、整形外科を専門にしている人はあまりいなかった。私は、整形外科の看護師として、筋骨格の損傷や障害——骨や関節に関連のあることは何でも——が原因の痛みを軽くしたり、機能を回復したりすることに打ち込んだ。単に指を骨折した人から、完全に麻痺して五年間人工呼吸器につながれた人まで、あらゆる人の世話をした。多発外傷患者と呼ばれる、骨折、胸部損傷、そして内臓損傷に苦しんでいる患者たちにも何度も対処した。たいていの場合、整形外科の損傷よりも、他の損傷のほうが早く治癒した。ＩＣＵ［集中治療室］で危機的局面を乗り越えた後、その患者たちは私たちのところへ来た。オートバイに乗って、ガードレールに激突して、脛骨《けいこつ》の一部を事故現場に残してきた患者を担当したこともあった。あまりにも強くぶつかったため、脛骨が粉々に割れてしまい、私たちはそれらを修復しなければならなかった。よくある損傷だった。

整形外科の業務は、今ではかなり異なっている。当時はなかった処置方法や素材がある。欠損部分を埋めるために、人工骨を挿入したり、骨を患者の体の他の部分から移植したりすることもできる。しかし、一九七〇年代から一九八〇年代にかけて、整形外科の重症患者は何カ月も入院していた。そして、最初の損傷が原因の合併症のため、その後数年の間に、その患者には何度も会うことがあった。その初期の頃に、私は患者のことがかなりよくわかるようになった。

今は、新しい整形外科のピンやロッドがあって、それらを使って骨折した部位に可動性を与えることができるので、患者は三カ月も四カ月も入院する必要はなくなった。三日から四日で退院して帰宅できる。私たちが挿入するチタニウムのロッドが、骨が自然に治るまでずっと、本質的に骨の役割を果たす。生物学的には、チタニウムは不活性化合物なので、アレルギー反応を起こすことはなく、移植片として感じられることはない。しかし、通常、これらの物質は超滅菌の状態である。感染がなければ、患者はそれらにうまく耐えることができる。チタニウムが患者を悩ますことがなければ、それをそのまま残すことになる。

ベッドサイドにいた期間ずっと、幸運にも、私は多くの重症患者がいるレベル1外傷センターでもっぱら仕事をしてきた。毎日、非常に複雑な整形外科の損傷に触れてきた。一九八三年、ヴァージニア州シャーロッツビルで担当したある患者のことをよく覚えている。二五歳のアフリカ系アメリカ人の男性で、車の下で仕事をしているときにブロックが滑り落ちた。エンジンシャフトが彼の首に落ちて、ちょうど脳の下の部分で脊髄を切断した。幸運なことに、その事故が発生したとき、彼は病院の近くにいたため、すぐに治療を受けて、人工呼吸器につながれた。当時、ナーシングホームなどの施設で、患者を人工呼吸器につなぐところは、ヴァージニア州のどこにもなかった。どこへも搬送することができなかったので、彼は私が勤務する病棟に五年間入ったままだった。

一日目から、私たちには彼の容体が安定していることがわかっていた——もとの状態のままだった。首から下は完全に麻痺していた。自力で呼吸できなかった。話すこともできなかった。首にはほんのわずかに皮膚が残っており、そこにはまだ感覚があった。彼は完全に私たちに頼っていて、一日二四時間週七日私たちのケアを受けており、彼の看護にとって重要なことは、予想することだった。たとえば、一時間椅子に座っていても、彼には尻がしびれ、皮膚に圧力がかかっていることが感じられなかった。私たちはそれを予想して、彼の位置を変えてやる必要があった。看護師として私たちが誇りに思っていたことのひとつは、五年間、この完全に麻痺した男性が一度も褥瘡《じよくそう》に苦しまなかったということだ。

その病棟の臨床看護師長に昇進していた私は、新人看護師のオリエンテーションを担当していた。毎年春になると、その患者の病室へ歩いて入り、「聞いて、フィル、夏には五人の新人看護師が来るわ。人工呼吸器の機能を学ぶために、彼女たちにあなたのケアを担当させてもいい？」彼はただ私をみて、舌を鳴らしたが、それはオーケーという合図だった。彼はとても快く応じた。彼のような患者をどのように管理するかについて、私は大勢の看護師たちをトレーニングしてきた。まだある程度自律性のある人間――頭部には何も異常がなく、まだ意思決定できる――として彼を認めることも重要であると感じた。

五年後、彼は実際にヴァージニアビーチ地区にある州立の施設へ移され、そこでさらに四年間生きた。不幸なことに、急性高血圧を発症し、脳出血が起きて亡くなった。今でも、私はたくさんの患者や、いろいろな病院でのかなり具体的な場面を思い出すことができる。ある患者たちの入っていた特定の病室番号を思い出すことだってできる。しかし、今日まで、フィルは特別な存在として、最も忘れることができない。

夫と私は、最初の子どもが生まれた一九八五年、まだシャーロッツビルに住んでいた。その時点で、私はすでに一三年間整形外科の看護師をしており、その仕事が大好きだったが、キャリアでの選択肢がほしかった。優れた病院の仕事にありつきたかったし、高度な臨床看護の仕事の資格があって、月曜日から金曜日の勤務で、週末や休日は休みだといいたかった。だから、私は学校へ戻った。自主的に勉強することは私にとってうってつけだと気づいたし、集中力があって自己管理ができる自分には、通信教育が向いていることもわかった。一九八八年四月に、学士取得のための要件を満たしたが、二番目の子どもを出産したばかりだったため、卒業式に出席することはできなかった。

私の夫は外科医で、ミシガン大学で心臓・胸部外科のフェローシップ［特別研究員の資格］を受けた。一九八九年にそれを開始する予定になっていたので、私たちはその年にシャーロッツビルからアナーバーへ引っ越した。取得したばかりのＢＳＮ［看護学士号］を手にしていたので、私は本当に月曜日から金曜日までの臨床の仕事がしたいといいにいった。ヴァージニア州の整形外科学会会長はアナーバーの整形外科学会会長を知っていた。二人が私のことをなんとかしてやろうと考えてくれた結果、私は両者共同の資金援助を受けて任用された最初の看護師となった。クリスマス休暇に一度仕事をしなければならなかっただけで、あとは半年に一回だけ週末に当直をすればよかった。

ミシガン大学メディカルセンターの外傷・整形外科で臨床ケアコーディネーターをしていたとき、驚くべき患者がいた。私は結局その患者について看護学雑誌に投稿することになり、仮名――マイケル氏――で取りあげた。六三歳の彼は、二〇年もの間、関節リウマチに苦しんでおり、頸部のひどい変形と静脈うっ血性潰瘍で入院してきた。長年の病気の進行で、首は右に極端に傾いており、耳が文字どおり肩の上に座った状態になっていた。頭こそ五センチくらい持ちあげることはできたが、首はまったく動かすことはできなかった。ただ病気は長い間にゆっくり進行してきたため、目の動きは首の傾きに順応できていた。私が首を右に傾け、耳を右肩にのせた場合、横目で相手をみることになる。しかし、マイケル氏の場合、首は臨床的に右に九〇度傾いて固定されていたが、目はまっすぐ私たちをみていた。それは、ごく控えめにいっても、少し不気味な感じがした。

彼は明らかに、飲んだり、食べたり、呼吸したりするのにとても苦労していたので、十分注意しながら首をまっすぐにするのを手助けしたりした。首の位置をなんとかして動かして正しい位置にすることができるなら、そのようにできただろう。しかし、まっすぐにすることはそんなに簡単ではなかった。私たちがやらなければならなかったのは、彼の頭に滑車をつけて牽引することで、その牽引も一方向へしか引けなかった。彼の筋肉はその位置にあることに慣れてしまっていた。二、三日ごとに、その牽引を変更した。一度にだいたい二・五センチ首を動かすことしかできなかった。なぜなら、それら硬直した筋肉が、それぞれの新しい位置に順応しなければならなかったからだ。

私の仕事は、彼が受けるすべてのケアを調整することだった。毎日、すべての神経が機能しているか確認するために特別な評価をした。もしすべて円滑に回復しているなら、牽引を調整した。もし問題があれば、私が整形外科医に連絡した。数週間かけて、徐々に進めていかなければならず、その間に彼の目の動きが再び順応したかを確かめなければならなかった。

私たちは何度も計画を立てなおし、さまざまな種類の潜在的な問題を予想した。手術の前には、さまざまな診療科に検討してもらった。なぜなら、もし成功する可能性がなければ、マイケル氏に手術を経験させるのは本当にひどい仕打ちだったからである。その手術は、すべての過程における、まさに最後の、しかし本来は最も簡単な部分であり、しかも彼を手術した外科医は優秀だった。マイケル氏はおよそ一〇日間入院し、首が完全にまっすぐになり、目が正しい方向を向いている状態で退院した。

それが私にとって重要な症例だったのは、すべての医師が私の知識を尊重し、高度な技術を要する状況を管理する私の能力を信頼してくれたからだ。そのときの私は、看護師というよりも、ナースプラクティショナー［大学院修士課程を修了し、一定の医療行為を行う資格を有する登録看護師］としての役割を果たしているようで、その経験によって、キャリアをまた転換することができた。

一九九一年にアラバマ州モビールへ引っ越し、その年、夫がそこで大学教員の職に就《つ》き、私は大学院へ通った。一九九三年、クリニカルナーススペシャリスト［臨床専門看護師］として修士号を取得し、その一年後、私はナースプラクティショナーになろうと決意した。鼻水を垂らした鼻や耳の感染だけを担当するのは嫌だったので、修士課程修了後の急性期ケアナースプラクティショナーのプログラムへ進んだ。それは、病院で高い専門性をもって仕事をする看護師のためのプログラムだった。その考え方は、私が大病院で働いたり本当に具合の悪い患者のケアをしたりすることで獲得したスキルが要求された。一九九五年一一月に修了し、はじめて国家資格試験を受けた。

ほとんどの州で、ナースプラクティショナーは、医師と協働しながら仕事をしなければならない。もちろん、私たちにはできないこともあるが、それは私たちがそのトレーニングを受けていないからだ。たとえば、私たちには手術はできない。しかし私たちは、自分たちに提供できる以上の高度なレベルのケアを必要とする大きな問題をはっきり認識できる。そういうわけで、ほとんどの州には、ナースプラクティショナーは医師と協働実践契約を結ばなければならないと明文化している法律がある。そのような契約がなければ、私たちは病院で仕事したり患者を診療したりするための権限を得ることはできない。

しかし、ナースプラクティショナーとして、私は医師には与えることのできない全人的なものを提供できると信じている。別の視点から患者をとらえることができる。ただ疾患としてだけでなく、疾患を抱えた患者としてみることができる。私たちが指示した療法に対する患者の反応について、私は注意深く考える。変更の必要性を評価し、指示を変更する必要があるかどうかを判断する。私は指示を書くのであり、指示を受けるのではない。それは大きな違いだ。一般化したくはないが、今一度いうと、看護師とナースプラクティショナーでは、患者の見方が異なるのである。それは必ずしも、よいことでも悪いことでもない――私たちが受ける教育の質の問題だ。看護師は看護師で、異なる何かを提供してくれる。

大規模な教育病院［研修医などが臨床研修を行う病院］で、私と同じくらいの期間長くベッドサイドで看護師の仕事をすれば、その間に文字どおり何千人もの患者たちをみるだろう。私の場合は、その患者たちにどうしても思い入れが強くなった。実際に、そのようにかかわらない人をみると、本当にこの人は看護師だろうかと思った。そして、そうした感情を自宅へ持ち帰ってしまうのは避けられなかった。若い頃にはそれが何度もあったが、年をとるにつれて、物事をもっと広い視野からみることができるようになった。自衛本能によって、区分することを学んだのだ。これは仕事中に起こっていることだから、ここに残って対処する必要がある。もう職場を離れたのだから、これは自宅で心配すればよいことだ。私は、恐ろしい外傷をどのように区分するか、段階的に説明することはできない。それは意識的にやったことではないからだ。ある程度まで、学習や経験によって獲得したスキルで、おそらく防衛機制の一部だろうと思うが、その仕事にとっては必要な部分だった。ナースプラクティショナーとして仕事をすることによって、患者とかなり感情的にかかわることから、さらにもう少し離れることができるようになった。それは、人々を援助する自分の能力をもっと高めたいと考えるようになる第一歩だったと思う。

教員になることをはじめてじっくりと考えたとき、ベッドサイドを離れることに一抹の不安を感じたことを覚えている。私の指導者のひとりがいった。「ベッドサイドで患者のケアをすれば、ひとりの人間の人生を変えることができる。でも、たくさんの看護師たちにベッドサイドで患者の人生を変えることを教えれば、自分ひとりで達成できることをもっと増やすことができる」しかし私は、たとえ自分がナースプラクティショナーであっても、患者たちは私の話していることをたいていの場合は理解していないことがわかっていた。だから患者たちは医学的な問題に苦しみ、それを治すために私のところへ来ることもあったのだが、理解しづらい刺激的な医学的議論を患者たちと交わす機会をめったにもうけなかった。

そして今、インディアナ州エヴァンズビルにあるサザンインディアナ大学で、看護学の助教としてフルタイムで仕事をし、それがとても気に入っている。私はオンラインで教えているが、それはこれまでの人生を振り返ると面白い点だ。なぜなら、私はかつて通信教育の学生として学士号を取得し、現在はオンラインですべての教育を行っているからだ。教育者として、たくさんのいろいろなことについて、私はもっとグローバルな視点に立ち、見識を持たなければならない。患者に直接かかわる看護ができないのはさびしいが、学生たちが臨床経験を積むときには、一緒に患者たちのベッドサイドに立つ。

看護のそれぞれの側面、看護の個々の部分は、異なる満足感を与えてくれる。それらに序列をつけることなどできない。看護師でいるのは、容易なことではない。たしかにあまり割にあわない。しかし、自分では発揮できることがわかっていない潜在能力を発揮させてくれる専門職である。私はブルーカラーの家庭で育ち、看護師になる唯一の方法は、病院へ行って学ぶことだと両親からいわれた。看護師になるために大学に行くことはできないといわれた。だから、三年課程の看護ディプロマコースへ進んだ。マサチューセッツジェネラル病院の看護学校へ進学したが、それは当時私が進学できる唯一のところだったからだ。私は病院の三年課程コースに進んだ、ただの子どもだったが、それでもそれはあらゆることの出発点になった。今の時代は、もっと多くの選択肢がある。学生たちに話すように、学ぶのに年齢など関係ない。そして、自分が望むことを達成するのに、年をとりすぎたなどと考えるべきではない。

## ブライス・ハリソン＝セイヤー
Blythe Harrison-Sayre

私はオレゴン州ポートランドにある病院で三〇年近く働き、同僚の呼吸療法士と結婚した。子どもをひとりもうけ、その後ロシアから二人、カザフスタンから二人の、あわせて四人の養子を迎えた。その子どもたちが必要としていることはたくさんあり、その内容もさまざまだったので、二〇〇八年までは学業に復帰することは不可能に思われた。

私は、腹部に腹水が貯留する悪性の腹水症の患者にかかわっていた。腹水は血管内から漏れ出たもので、血管の虚脱を引き起こし、彼は心肺停止になった。蘇生処置を受け、ＩＣＵへ運ばれてきた。勤務交替時に、私が歩いて入ると、レジデント〔研修医〕とインターン〔特に一年目の研修医〕が中心静脈ライン——太い静脈カテーテル——を入れていた。「患者のpH値が生存可能以下なのに、あなたたちは治療しなかったのね」私はいった。

「僕たちは今、ラインを入れるのに忙しいんだ」レジデントがいった。

「わかったわ。でも、動脈血ガスを調べる必要があるし、それにもっと治療する必要があるわ」

彼はじろじろみながらいった。「あなたはただの呼吸療法士だろ?」

そのとおり。私はただの呼吸療法士だった。反射的に次のように考えた。いいですか、あなたたち、呼吸と血液ガスに関する私の知識レベルに、あなたたちは届きもしないわ。もちろん、それが間違った反応だとわかっていた。しかし、それから私は考えた。私にはこの知識がある。私たちはそれで仕事ができ、この患者を助けることができる。ラインのことじゃない。患者のことだ。ラインを入れることは重要な一部分だったが、それがすべてではなかった。ホメオスタシス〔恒常性〕を正常に戻すことも重要だった。

一五分以内に、その患者はまたコード〔心肺停止など蘇生処置が必要な状態〕になり、助からなかった。年齢や他の併存疾患すべてを考慮に入れれば、彼らが私の話に耳を傾けたとしても、患者が助かったかどうかはわからない。しかし、ただの呼吸療法士のくせに、わかっていないんだから静かにしろだって? それは私の気持ちを本当に逆《さか》なでし、我慢の限界を超える最後の一撃だった。長い間呼吸療法士として仕事をしてきて、目を閉じて、両手を後ろ手に縛られ、半分眠ってたってその仕事はできるくらいだったが、そんなことは重要ではないようだった。その瞬間、私はどこか他のところへ進む必要があると思った。

＊＊＊＊＊＊＊＊

保健医療の分野で三〇年仕事をした後、頭の内側の古くなったシナプスがまだ効率よく機能していることを証明するため、私はもう少しすばやく、もう少し熱心に仕事をする必要があると思った。病院の同僚から、「遠隔」看護教育プログラムをすすめられたが、自分がインターネットを使った学習で飛躍できるかどうか自信がなかった。私がそれまで受けた教育には、教室があるのが普通で、そこには必ず教師がいて、ノートをとる自分がいた――コンピューターは存在しなかった。だから、そもそも新しいテクノロジーをすべてマスターできるかどうか自信がなかった。率直にいうと、最初、コピー・アンド・ペーストは、私にとっては記念碑的な出来事だった。だから、今までの私の学習のやり方が一八〇度変化したというわけだ。でも、うまくいった。何の問題もなく、私はすべての科目に合格した。

私は、ポートランド地域の他の七人の学生と最終試験のための学習グループを結成した。週一回会って、互いのスキルをテストしたりチェックしたり、協力しながら一番よい方法で勉強したり、テネシー州やワイオミング州の学生とスカイプしたり［インターネットを通じて無料で通信すること。スカイプはインターネット通信企業］、いつも互いに励ましあったりした。二〇一〇年九月に卒業した。卒業したまさにその日、自分自身への卒業プレゼントとして、ペルー行きの飛行機に乗って、カーディオスタート・インターナショナル［心血管疾患患者支援のため一九八七年設立］という医療ミッショングループとともにボランティア活動に出かけた。

カーディオスタートの人道主義的ミッションによって、発展途上国の子どもや大人たちは、無料で手術や医療サービスを受けることができる。彼らはベトナムから、ウガンダ、ペルーまで、どこへでも出かける。私はスペイン語が堪能で、ペルーには呼吸療法士がいなかったので、私は呼吸療法士、RN［登録看護師、正看護師］、そして通訳として出かけた。そこへ出かける循環器専門医、心臓外科医、そしてICU看護師からなる三五人のチームの一員となったのだ。チームリーダーの外科医、ドクター・マリアノ・ブリッツィオはアルゼンチン生まれだが、ニュージャージー州を拠点に活動していた。

九月一七日土曜日。早朝にペルーに到着、飛行機と乗り継ぎのための待ちあわせで二六時間経った後では、もう二日経ったように感じた。何か空気がまったく違う——酸素が薄い。この高度では一九パーセントしかなく、ちょっと歩きまわるだけでそれがわかる。市場へ水と朝食を買いに出かけた。これで、飛行機にあまりに長時間乗っていたことからくる痛みが、たいていの場合は和《やわ》らぐ。私はとても人目を引いた——私は他の人たちよりも少なくとも四五センチほど背が高かったのだ！　人通りは息をのむほどだ——人波に飲まれそうになるので、飛びのいて空気を吸い込む感じ。車のクラクションは鳴っているが、悪態をつく者はいない。スペイン語が飛び交っている——いちいち反応できない。

これは、その旅について記録した最初の部分だ。私たちは、人口約八五万人、雪をかぶった火山に囲まれた、ペルー第二の都市アレキパにいた。ＭＲＩもない、ＣＴスキャンもない、そこで手術をするペルー人の心臓外科チームもなかった。ものすごく大きな都市だが、心血管チームはいなかった。だから、命を救うための心臓手術が必要な人は、一三〇〇キロメートルほど離れた首都リマまで行かなければならなかった。カーディオスタートが提供する無料手術を受けるために選ばれた患者たちにとって、それはほとんど命の宝くじに当選したようなものだった。なぜなら、実質的には、必要な重症治療を受ける方法が他になかったからだ。

ペルーで物事を成し遂げるのはしばしば困難で、汚職は絶え間なく起こった。ペルー政府の視察官たちでさえ、寄付された医療物資の輸送コンテナを運び入れる際には賄賂を要求した。「もしコンテナがほしければ、米ドルで一万ドル支払う必要がある」彼らがいった。「ちょっと待って」医師たちがいった。「これはみんな寄付された物資で、あなたたちの国の病院へ持っていくものですよ。なぜ私たちに支払いを求めるんですか？」どんな論理も道理も通用しなかった。そこでは、賄賂を贈るのが、物事を円滑に進めるために必要なことだった。

九月一八日日曜日。みんな早起きして興奮している。ペルー保安警察と病院助手たちが、その病院で最もよい救急車と一九五九年式シボレーアパッチトラックに乗って、私たち全員と提供物資を病院へ運ぶためにやってきた。提供物資が入った大きな袋が七〇個ある。ここは大きな六階建ての病院で、外観はガラス窓とコンクリートだ。内部は、昨年ここに来なかったメンバー二〇人にとっては、かなり衝撃的な光景だ。一九五〇年代から一九六〇年代の塗料が剥げたコンクリートの壁を思い浮かべたらいい——古い施設の緑色が、依然として最高の色だと考えられており、ほとんどその緑色に塗られていた。金属製の棒でできたストレッチャー（パッドはない）、酸素タンク（Hサイズだから、高さはおよそ一三二センチ）がいたるところにある。病室は六人から八人部屋で、ベッドの間にカーテンはない。どこも、本当に必要最低限のものしかない。

カーディオスタートは、毎年同じ時期に三週間ペルーへ行くので、家族は一年中日刊紙の一面の発表を注意してみながら、彼らを待つ。病院自体がそれを大きく宣伝する。それが間違いなく、カーディオスタートなしでは到底できない大きな医療サービスだからである。それはもう大騒ぎだ。ペルーの医療システムは、米国のそれとは大きく異なる。ペルーでは保険に入っている人はほとんどいないので、ペルーの人たちは自分たち自身と家族のために、本当に先を見越して行動しなければならない。

私たちのチームが到着すると、可能性のある患者をみて、手術が成功する可能性が最も高い候補者はどの患者かを見極めるために、屋根のない心血管クリニックが開設された。多くの人たちが長時間座って、診察を待った。私たちのチームは、最新式の超音波機器を持参し、さまざまな先天性心疾患の診断を手助けする超音波検査技師も連れてきていた。たいていの場合、先天性の心臓異常があると、人は十分な酸素を体に取り込むことができず、食べることができないため、文字どおりかなり悪液質――痩せて虚弱――になる。体に取り込んだ酸素が十分になく、食べるのに時間を使うこともできない――あまりに疲れているのだ。身体的に障害が出て、手術を受けられないことだってある。そして、彼らがクリニックで示す身体的症状は、かなり重大な意味を持つ。あまりにも具合が悪くて手術を乗り越えられない患者にとっては、死亡宣告に等しい。私たちの医師団はすべての病歴を検討し、誰が手術を受けることができて誰が受けることができないか、文字どおり人生を変えてしまうような決断をする。なんてものすごい責任なのだろう。「あなたは手術を受けることができます。あなたは無理です」

九月二〇日火曜日。今日私たちが担当した患者は二五歳の女性で、重要な決断をしなくてはならない。彼女にあう大動脈弁用の生体弁がないので、もし手術をするなら、彼女は機械弁を得て、これ以上子どもを産むことは避けなければならなくなる。彼女には娘がひとりいる。そして、彼女は血液希釈薬を投与しなくてはならなくなるし、いずれ（もしここペルーで可能ならば）弁置換術を受けなければならなくなるだろう。彼女はドクター・ブリッツィオに、三歳の娘と遊ぶことも一緒に走ることさえできないと話す。彼女の決断は、「完全な母と妻になる」ことができるように手術を受けるというものだ。その夫は彼女を支え（息子がいるかどうかが大問題のこの男性社会ではかなり珍しい）、明らかに彼女を熱愛している。

スペイン語の通訳として活動することによって、私の仕事はずっと楽になった。彼らは私を階上へ、あるいは階下へ送り、私はどこへでも辿《たど》り着くことができた。私に患者たちの様子を見にいかせ、私は患者たちと容易にコミュニケーションをとることができた。開胸手術の術前指導をするだけでなく、術後トレーニングの多くを強化することもできた。ペルーでは、たいていの場合、家族が手術を受ける患者たちの世話をして、患者自身には何もさせないが、それは逆効果だ。患者たちには、体を起こしておいてほしい。動いていてほしい。ごくわずかな例外はあるが、咳をして、深呼吸をして、自分のことは自分でしてほしい。たしかに、重い物を持ちあげることも、何かを腕で押すこともしてほしくないが、できるだけ活動的でいてほしい。なぜなら、ペルーでは依然としてリウマチ熱がよくみられ、それによって僧帽弁が損傷を受けるからだ。

肺は黒ずみ、湿り、濡れているので、もし肺炎を起こしたがる病原菌が入ると、肺から毎日分泌液が出て、咳が続く。胸を開いた後はとても痛むので、咳をしたがらないのが普通だ。それこそ、私が術前指導をする理由のひとつだ。私は担当の患者たちに話す。「これが、あなたがやらないといけないことです。こういうふうにして、咳が出るようになるんです。肺の働きを助けるためにすることで、だから咳をするんです」もし患者が話を聞いてわかってくれたら、感染症に罹《かか》らずに生存できる可能性ははるかに大きくなる。術後の痛みのなかで、薬のせいでぼんやりしながら、あるいはひょっとすると自分の周囲にいる見知らぬ人たちに怯えた状態で術後の指示を聞いても、その重要な情報を理解することはかなり難しくなる。

私は呼吸器具をたくさんペルーへ持ってきた。患者の酸素レベルを記録するためのパルスオキシメータープローブが購入してあり、市場で売っていた小さな笛の置物も購入済みだった。患者がその粘土の笛を吹くと、咳が出て、肺から分泌液を出すことができた。子どもの場合と同じように、大人にも使えた――深く息を吸い込ませて吐き出させるものなら何でもよかった。咳ができるように、温度、湿度、空気量などがちょうどよい環境を見つけ、十分な鎮痛薬を準備し、咳が出やすくなるようなものを見つけるだけでよい。心臓を安定した状態に保つこと、医師たちの信じられないくらいすばらしい縫合技術、そして看護師たちが管理する血圧を変化させるための薬ももちろん大切だが、術後にそういった分泌物を排出させて肺をきれいにすることは、回復にとって必要不可欠なことである。

九月二五日日曜日。朝晩、患者の様子を見にいって、どんな具合かダブルチェックする。みんな咳をして深く呼吸をしてみせてくれる。胸の切開部分をすべてダブルチェックし、包帯を交換し、術後三日目でペースメーカーのワイヤーを切り、退院できることを伝える。私にとって、患者たちが回復し、身のまわりのことができるように退院指導するこのときが最高だ。家族も大いにかかわり、思いやりを持っている。私たちのケアにどれほど感謝しているかをみると感動する。十分なケアを受けたと思ってもらえるように、すべてのことをやり遂げるために

## 私は一生懸命働いている。

＊＊＊＊＊＊＊＊＊

オレゴン州に戻った私は、オレゴン州立病院で、RNとしてはじめてフルタイムで六カ月間働いたが、そこは民事的に収容された患者のための慢性精神疾患の施設だった。「民事的に収容された」というのは、その人たちがメンタルヘルスの施設に入ることになった理由に犯罪的性質はないということを意味する。私が精神的領域に引きつけられた理由には、呼吸療法士として働いていた初期の頃から劇的に変わりたいからということがあった。そこでは、担当する患者たちはたいていの場合挿管され、しばしば鎮静薬を投与されていた。別の理由としては、コミュニケーションが図れないということもあった。長期間きわめて病状が悪い患者もいた。

私が対処していた精神科の患者たちは、まったく正反対だった。よく言葉を使い、かなり行動的で、そしてしばしば挑戦的だった。看護師として、私はまったく異なるガイドラインに従わなければならなかった。ただ「おはようございます」といって、患者たちの反応を観察しながら、ICUで使っていたのとは明らかに異なるやり方で彼らを評価しなければならなかった。私は考えなければならなかった。彼女は服を着ているか？　彼女の髪の毛はブラシをかけてあるか？　彼女は目のメーキャップをしているか？　そのような細かいことでさえ、患者の精神状態について知るための重要な手がかりとなった。

しかしながら、その州立病院での長期にわたるケアは、正気の人たちでさえも正気を失わせてしまうようなものだった。ほとんどのスタッフは最善を尽くしていたが、その病院の現状は、清潔と安全の標準的な基準を依然として満たしていなかったのだ。手洗い装置を出したままにしておくことさえできなかったのだが、それはその中身がアルコールを材料にしていたからだった。患者たちはそれを盗んでアルコール飲料をつくったものだ。ストレスは、呼吸療法士として仕事をしていた頃よりも、ある点でははるかに大きかった。病棟で仕事ができ、他の看護師たちと協力し、そしてもちろん患者のケアをすることに、大きな肉体的エネルギーを費やした。しかし、まるでそれぞれの患者にかなり重要な影響を与えたような気分で立ち去れるように、ちょっとしたやりとりを肯定的にしようとすることで多くの精神的なエネルギーも費やした。

しかし、言葉による虐待や身体的威嚇《いかく》に毎日対処するプレッシャーによって、私は疲れ切ってしまった。あれほど短期間で、あんなにたくさんの名前で呼ばれた経験はなかった。それから、スタッフを殴った患者がいたが、お咎《とが》めなしだった。三日後、今度は別のスタッフを不意に殴った。そのスタッフが理由を尋ねると、その患者はいった。「だって、あんたがこの前の事件で何もできなかったからだ」とにかく信じられなかった。

物が投げられるということが、しばしば起こった。病院の血糖値計は、数百ドルもして、糖尿病患者用のものだが、それが看護師の頭めがけて投げつけられたのを目撃したこともあった。私が仕事をしていたある階では、一年に二二人の看護師が新規雇用され、六カ月以上続いたのはたったの五人だけだった。

最終的に、私はある私立病院に就職したが、そこは急性精神疾患治療、薬物依存症治療、そして離脱症状治療を組み込んでいる。私はフリーダムケアユニットと呼ばれるところで仕事をしており、そこは薬物依存症問題と軍隊経験に関係したPTSD［外傷後ストレス障害］、あるいはそのどちらかをかかえる現役軍人を助けるところだ。七〇床しかなく、入院したい人たちの列が裏口のところからはじまって建物の周囲を取り囲んでいる。退院する人がいても、そのベッドが冷たくなる時間はない。兵士たちは、私たちの病院のベッドに空きが出るまで、さまざまな病院——ER［緊急救命室］か、利用できる数少ない急性期の精神科病棟——で、好機が来るのを待つ。

ここの患者たちは、はるかに意欲的だ。やれやれ、彼らは、礼儀正しくて丁寧だ。私は「はい、看護師さん」と死ぬほどいわれる。彼らは熱心に働きたがるが、PTSDは、若い男性にとっては本当にやっかいである。ある晩、若い男性がなかなか眠れないことがあった。彼がずっと起きていたのは三度目だったので、私はいった。「薬を出すことはできますが、もしかしたら、ちょっと座ってお話でもしますか？」彼のためにココアをつくり、一緒に座ると、彼は恐ろしい体験について話しはじめた。それを吐き出さなければならなかったのだ。看護師として、その場に座って彼がその場面を描写するのを聞くのは大変だった。

彼は衛生兵をしていたのだが、あるとき爆発に巻き込まれ、倒れた親友を地面から抱きあげようとした。両手を下に入れると、彼の指が文字どおり友人の頭蓋骨の後ろに入った。下の方はよくみえなかったが、頭蓋骨が粉々になっていて、指が友人の脳のなかに滑り込んだのだ。今日まで、彼はそのときの手触りがするものを食べることができない。彼はパラシュート衛生兵だったのに、親友を助けることができなかった。自分は生き残るべき人間ではなかった——それをただ繰り返した。そのことを話すのをやめられなかった。

私は、彼が自分の話を打ち明けたはじめての相手だった。自分の手柄にはしたくないが、ケアを受けながら彼はそのレベルまで回復し、私には彼の話に耳を傾ける良識があった。ようやく彼は、恐怖をいくぶん取り除くことができたが、完全に解決できたわけではなかった。さらに一カ月半入院し、心理学者の手助けを受けた。心的外傷は、治療を受けただけでは消失しない。時折、異なる治療を数回別々に受けて、外来治療を長期間継続する必要がある。

しかし、重要なことがある。耳を傾けるだけでなく、何も表情に出さないでいられるということである。賛成しない、反対しない。ただその場にいて受け入れる。なぜなら、自分が話すことが、その状態の人にどのように影響を与えるかわからないからだ。「大変、それは恐ろしかったわね」私はそれだけいった。「あの日、あなたは何とかしようと努力した。あなたは自分の知識をすべて投入して、親友のためにできることはすべてやったのよ」

そのとき、彼は二〇代で、私は五〇代だったと思う。私は彼の母親ではなかったが、彼が恐ろしい秘密を話しても大丈夫だと感じるほど、母親に十分近い存在になれた。そのような状況では、本当に注意して、最後まで用心して行動する必要がある。

＊＊＊＊＊＊＊＊

私にとって、自分の子どもの母親であること、ペルーでボランティア活動をすること、そして看護師として働くこと——それらはすべて同じだ。私が世の中に対して責任を持ち、生命を回復させる小さな方法だ。私はさらにたくさんの子どもを養子にしたが、親として有能ではなかった。大したことはできないのだ。ペルーの子どもたちの心臓を治すために、心を捧げて手伝うこと、それしか私にはできなかった。

呼吸療法士だったとき、私は患者の一部分を監視するだけだった。でも今は看護師として、私はその患者全体、つまりひとりの人間のために働く。それぞれの患者に対して負う責任は、私の双肩にかかっている。生命を脅かすものすべてに注意しなければならないだけでなく、疾患のプロセスを通じてその人を導く必要がある。家族のメンバーを援助することにも責任を感じつつ、途中で、かかわりのある人たち全員に対して指導することが特に重要である。私は幸運にも、人が自分の人生を変えるのを手助けする機会を与えられてきたと感じている。

必ずしもいつもうまくいくとはかぎらない。そのことはわかっている。誰もが耳を傾けてくれるとはかぎらない。しかし、もし声が届いたら、そしてその患者に効果のある特別な押しボタンを見つけられたなら、一日でその人の世界を変えることができる。簡単な仕事ではないし、用心しなければならないことも多い。その人たちにかける暖かいブランケットになるか、その人たちのつま先を温めるソックスになるか、それともただその人たちの好き嫌いに気づくだけなのかはわからない。誰もが人の人生に影響を与える場所や方法がある。それが何なのかを見つけ出さなくてはならないのだ。

## エカテリーナ・ヒュールスター

Ekaterina Huelster

私はロシアの小さな町で育った。ナーベレジヌイェ・チェルヌイと呼ばれる町だ。母親に育てられた。父親は、家族ではなくアルコールを選んだ後、私たちを残して出ていった。高校を卒業したとき、私は母親にいった。「看護師になりたい」すると彼女はいった。「いいわよ」看護職に就いている親戚はいない。一九九八年、私は故郷ロシアにある医科大学へ入学した。

私はいつも、人を助けたいと思っていた。よく病気の猫や犬や鳥を自宅へ持ち帰った。それどころか、まったく病気ではない猫を飼って、何の理由もなく、その猫の体中に包帯を巻いたことが一度あったが、それはただ看護師ごっこをしたかったからだ。いつも白い服を着ていて、それが自分のユニフォームだと思っていた。もしかしたら、人生で何かを失い、さびしかったからかもしれない。父親からの愛情に飢えていたせいかもしれない。しかし私は、自分自身をかわいそうだと思わずに、看護師になって人を助けるということにエネルギーを注いだ。

医科大学へ入学し、九〇単位を取得して二年一〇カ月で卒業した。就職して重症治療部に配属され、順調に仕事をしていた。みなさんがロシアの保健医療に詳しいかどうかわからないが、それは実にひどい。私は嘘をつくつもりはない。一九一八年、ソビエト連邦は、無料のユニバーサルヘルスケアを約束した最初の国となった。だから、私たちはこの理想のもとで成長した。誰もが保健医療を受けられる、しかも無料で。しかし、それは現実ではなかった。母親はまだロシアにいるので、私はいつもどのようにしたら彼女をいつかここ米国へ連れてこられるかということを考えている。毎回、母親が医師のところへ行く、あるいは病院に入院させられるとき、彼女は自分自身の生活必需品を持っていかなければならない。基本的に無料で入院できるが、生活必需品は自分で準備しなければならない。

私が働いていた病院は、実にひどかった。基本的にお湯は出なかった。そして、賄賂を医師に渡すのだが、それは普通のことだった。ロシアではよく知られていることだ。賄賂を受けとった医師は刑務所行きだという法律はない。米国では、もし賄賂を受けとったら、とんでもない――州が医師免許を剥奪できる。ロシアでは、こういって医師を推薦する。「やあ、あのね、彼に支払ったよ。だから私をみてくれたんだ」

はじめて受け持った患者のことを、私は決して忘れない。彼女は心臓に問題があり、その日勤務に出た私は聞いた。「どんな心臓の問題なんですか？」ロシアで申し送りを受ける場合、決して具体的ではないのだ。胸痛をずっと訴えていた彼女は、当時私の母親くらいの年齢で、たぶん五〇歳だった。案の定、二日以内に、その女性は亡くなった。だから、私はなぜそうなったのかを尋ねた。

「どうして彼女は亡くなったの？　心臓発作だったの？」私は本当に怒っていた。なぜなら、彼女が亡くなったとき、誰も解剖しなかったからだ。家族はただ遺体を引きとって、葬儀を行った。米国では、もし特定できない心臓の問題でそんなに若くして死亡したら、家族は何が起こったのかを尋ねる。家族は何らかの回答を要求するのが当たり前だ。

ロシアでは、患者が病院へ行くと、期待するしかない。患者は、自分が助かること、自分が死なないこと、そして自分が大丈夫であることを期待するだけだ。

そこで一年間勤務した後、今後の人生をどうしていいかわからなくなった。毎日仕事に行きながら、私は考えていた。なぜ自分は看護師になったのか？　私は人の役に立つことを何一つしていない。

そして、二〇〇一年の暮れ、私は母親にいった。「米国に行くわ」米国について人づてに聞いたことを、私は本当に信じていた。そこは自由の国で、可能性のある土地だ。しかし、米国に行く前に、英語を話すことを学ぶべきだと、誰も教えてはくれなかった。米国に来たとき、私は英語を少しも話さなかった。話せなかったのだ。もし教育を受けていれば、もし親戚がいれば、そして、もしお金があれば、そこはすばらしい国だ――私のような人間がいる場所ではない。やってきて、空港で一週間暮らさなければならなかったような人間がいる場所ではない。

私は、九・一一［二〇〇一年九月一一日の米国同時多発テロ事件］の翌年、五月三一日にやってきた。誰かが空港で私を乗せて、ブルックリンのキングスバラコミュニティカレッジへ連れていってくれ、そこで学生として英語を学べるという約束だった。もちろん、そんなことは実現しなかった。誰も私を乗せてはくれなかった。ポケットには二〇〇ドル入っていた。ニューヨークのことは知らなかった。地図も持っていなかった。それどころか、自分が何を考えているかわからなかった。

一週間空港にいた。ゲートで眠った。女性用トイレで髪を洗い、見つけたものは何でも食べ、洗面台で水を飲んだ。アエロフロートロシア航空会社のターミナルがあり、そこにはロシアからの乗客が到着するので、ロシアの新聞がたくさんあった。だから、私はそこで新聞を読んだり、アパートか部屋を探したりして、空港の公衆電話から電話をかけはじめた。一週間ずっと電話をしていたが、みんな私の預金残高について聞いてきた。しかし、米国に来てまだ二、三日しか経っていないし、空港から出ていなかった。そもそも預金なんてなかったし、何もわからなかった。

その後、ブライトンビーチ地区にロシア人家族がいて、週一〇〇ドルほどで部屋を貸していることがわかった。それなら自分でも借りることが可能だった。そして、彼らが「はい、明日来てください」といったので、私はバスに乗った。しかしながら、大家が大酒のみで、そんなところではとても安心できなかった。しかもそのアパートは、いかがわしい活動をしている人たちだらけだったのだ。ドラッグの売人や、ニューヨークのヌードクラブに女の子を派遣する会社で働いている人などがいた。飲酒や言い争いが絶えなかった。

唯一よかったのは、私はロシア語が理解できて、彼らが何について話しているのかわかったので、自分自身を守ることができたことだ。ドラッグを差し出されたこともあったが、決して受けとらなかった。簡単にお金を稼げる方法を教えてもらったが、それは売春婦になることだったので、とてもショックを受けた。私は自分の持ち物をすべてごみ袋に詰めた。米国のあの黒いごみ袋に。それまで一度もみたことがない袋だった。自分の持ち物を詰めて、再び通りに出て、新たに住む場所を探した。歩きまわりながら、ひそかに思った。まだ終わっていない。はじまったばかりだ。自分にはできるし、やるつもりだ。決して振り返らなかった。住む場所、十分な食べ物、教育、仕事、車、そして米国地図がいつか見つかると想像し続けた。

　結局は、同じ地区、ブライトンビーチの別のロシア人家族のところに住むことになり、一二種類くらいの別々の仕事をした。宅配ピザの店でも働いた。海のそばでは、大きな魚を小さな魚と選別する仕事をした。すべて現金払いだった。いくつか仕事はあったが、いつもすぐクビになった。たとえば、宅配ピザのときは、ブルックリンの通りがわからなかった。車も自転車もなかったし、ピザを配達しようとしては、迷子になった。もちろん、一度もピザを配達しなかったので、解雇された。恐ろしい経験だった。私はピザを持ってただ歩いているだけで、アルファベット順に示してあるブルックリンの通りが理解できなかったのだ。いつも間違った方向へ行くか、間違った電車に乗ってしまった。

　レストランのウエイトレスもした——またもや現金払いで。はじめて七〇〇ドル貯めた後、ルートB1のバスに乗って、キングスバラコミュニティカレッジへ行った。なぜなら、そこが米国に来たそもそもの目的地だったからだ。そこへ行って、伝えた。「英語を勉強しないといけないんです。

現金で七〇〇ドルあります。支払えば、英語を教えてもらえますか？」だから、私は第二言語としての英語プログラムに入学した。毎朝B1のバスに乗って、一五分かけて通学した。その後、私はその場所で暮らすことが嫌になった。なぜなら、ブルックリンでは悲しい経験しかしなかったからだ。私は考えた。ニュージャージー州へ行こうか？

だから、私は引っ越して、部屋を借り、そして仕事を続けた。ニュージャージー州のユニオンカウンティ大学に入学して、英語の勉強を続けた。英語が少しわかるようになると、大学の人たちとも話をするようになった。「ロシアで看護師をしていました。どうしたら米国で看護師になれますか？」彼らはただ私を見つめた。「NCLEX［米国看護師国家試験］を受験しなければならないけど、君は科学的な言葉を理解できるようにはならないよ」

だから、私はいった。「わかりました。ということは、私は看護師にはなれないんですか？」

「いや、看護学校に戻って、最初からやりなおさないといけないね」

自分に言い聞かせた。二つの選択肢がある。人生をあきらめて、ロシアに戻り、そしてもしかすると、賄賂を受けとることさえある。それとも、ここにとどまって、人生をやりなおし、そしてもしかすると、いつの日か母親をここに呼び寄せることができるかもしれない。私は最初からやりなおすことにしたが、それはどうしても看護師になりたかったからだ。

二〇〇五年八月二三日、ユニオンカウンティ大学を卒業した。自宅の壁には、英語を話すことができるという卒業証書が今も飾ってある。もしこの国で生まれなかったのなら、大学に受け入れてもらう前に、この種のプログラムに進まなければならない。英語を学ぶということは、私にとっては夢を追い続けるためにどうしても必要な正式許可だった。私は勉強を続け、伝統的な看護学校へ受け入れてもらう前に、必修の授業をすべて履修しなければならなかったので、そこに二年間残ったが、それは私にとってとても努力を要する時間だった。

私のように保健医療の現場を経験した成人向け「遠隔」看護教育プログラムのことを聞いたことがあったので、それに応募することにした。すると、受け入れられただけでなく、以前の看護の授業で優れた成績をとっていたという理由で、いくつかの試験を免除してもらった。一年もかけずに卒業できた。すべての試験に合格した。一科目も落とさなかった。その後、三日間の臨床能力評価に合格しなければならず、そこで自分が持っている知識すべてを示した。七カ月ですべてを終えた。看護資格証明書を受けたとき、私は号泣した。必死の努力がすべて報われたことが信じられなかった。

RN―MSNプログラム［準学士のRNがMSN〈看護学修士号〉を取得する］の学士部分を終えた後、二〇〇八年に、経済が保健医療施設に深刻な打撃を与え、多くの看護師が解雇された。ニュージャージー州では、経験豊富な看護師たちの奪いあいがあちこちで起こったが、新卒者たちは無関係だった。だから、私は成人医療の分野で働きはじめた。それは、私が夢みた仕事ではなかった。私が看護した患者は、ひとりで家にいることができない高齢者たちだった。仕事のほとんどは基本的なもので、病院での経験はあまり生かされなかった。朝八時に出勤して、午後四時に退勤する医療だった。それが、家族が患者たちを乗せる、あるいはバスが患者たちを自宅へ送る時間だったからである。

現在、私はホスピスの看護師をしていて、その仕事がとても気に入っている。最後の瞬間まで自宅で家族と過ごしたいと思っている患者たちのために仕事をしているが、ナーシングホームや生活支援施設で暮らしている人もいる。理由はうまく説明できないが、私とホスピスの患者たちとの間では、気持ちが通じあっている。もしかすると、私には、人が大切な人を今にも失いそうなときにどんな気持ちでいるかがわかっているからかもしれない。その人たちの心の痛み、喪失感、怒り、そして無感覚がわかる。私は、その人たちに寄り添い、耳を傾ける。その人たちのために、そこにいる。ホスピスを通してそのようにやりがいのある気持ちを得られると思ったことは、一度もなかった。私は、自分自身の経験から貴重な情報を得ており、そのことによって、情け深い看護師であるだけでなく、患者やその家族にとっての友人のような存在でいられる。現在、私はまだ学生で、ホスピス看護師の指導教員になるために修士号を取得することを楽しみにしている。

たとえば、何か魔法のようなことが、ロシアの保健医療システムで起こるとしよう。私は、それでも看護師としてそこに戻りたいとは決して思わないだろう。はじめて人の役に立つことをしたいと思ったとき、私のなかで何かが吹っ切れたのだ。米国の看護師たちはみんな、そのようにすばらしい機会があることに感謝すべきだと思う。彼女たちは仕事に出かけるべきである。「ああ、もう仕事に行かないといけない」と思うべきではない。彼女たちはこう考えるべきだ。仕事に出かけて、誰か他の人の人生に重要な影響を与えることができて、毎日がとても幸せな気分だ。米国のおかげで、私は心ゆくまで人生を送ることができ、際限なく夢をみることができ、優しさとサービスを患者に届けることができ、そして看護師という存在であることをただ楽しむことができるのである。

## ドクター・シェリー・モリストン
Dr. Shelley Moriston

私は一九八五年以降、最初は米国陸軍で、次に民間の医療機関で看護師として働いてきた。現在は、看護教育の分野で二つ目の博士号を取得するための勉強をしながら、精神看護学の本を執筆するためにマグロウヒル出版［現在のマグロウヒル・エデュケーション］と契約している。二〇一二年二月、デンバー看護学校の学科長に任命された。

私は、高校を卒業してすぐに陸軍に入隊した。入隊遅延プログラムに一年間在籍した。実際には一九八三年の夏、最終学年に上がる前に入隊した。私は友人たちがどうするかみていたが、同じ道を進みたくなかった。アイオワ州出身だったが、そこにとどまって、ハーディーズ［ファーストフードドレストランチェーン］とかモールで働きたくなかった。新しい道へ進んで、キャリアを積みたかった。もともとは他の言語の専門家になりたかったが、当時そのクラスには十分な登録者がいなかったので、衛生兵のクラスを提示された。そのクラスがはじまると、私は保健医療がとても好きになった。

最初、そこで見かけた男性看護師たち全員にとても感銘を受けたので、私は看護師になった。私は刺激を受けた――その陸軍士官たちに。彼らはとてもプロらしいふるまいで、かっこよかったのだ。当時は、男性が看護職を職業として選ぶのは珍しい時代だった。それまで男性看護師をみたことがなかったので、そのひとりになりたいと思った。信じられないほどすばらしい手本となる人たちがとてもたくさんいたので、私はまったく知らなかった世界への道が開かれた思いだった。

彼らは、学び続けようとかたく決心していた。学士号を取得しただけでは満足せず、全員が修士号を取得するために学校へ行く予定だった。ひときわ異彩を放って、病院でもっと負荷のかかる領域――ERやICUや外傷部門――で働きたがっていた。結局、私も同じことをした。衛生兵として働いたとき、私は本当に感じた。ここが、私がいるべき場所だ、これこそ、私がやるべきことだ。衛生兵になって、LPN［有資格実地看護師、准看護師］の学校に志願したときには、それがわかっていた。

私の父親は二、三年前に他界していたが、私が陸軍の衛生兵で、その後看護師になったことをとても誇りにしていた。牧師だった父親は、いつも天職について話してくれた。「天職は、自分がそうなりたいと思っても、はっきりしないこともある」父親はよくいったものだ。「実現するのにしばらく時間がかかることもある」生まれたときから自分が何になるかわかっている人もいて、その人たちは天職、すなわちお告げを受けたことがわかるのだといわれた。私の場合は、そうはならなかった。

父親の存在があったからこそ、私は看護師になるという「お告げ」を最終的に聞いたのだろう。人生のかなり後になってそれは聞こえたのだが、本当に力強く聞こえたので、この世には私がなりたいものは他にないと思う。そのとき思った。これこそ間違いのないことだ。これが私の進むべき道だ。そして、お告げを受けたとそのとき本当に感じたのだった。

＊＊＊＊＊＊＊＊

ワシントン州タコマでLPNのトレーニングを終えた後、私はケンタッキー州フォートノックスのアイルランドアーミーコミュニティ病院へ赴任した。血液疾患病棟へ移ったのだが、それはエイズが本当に猛威をふるっていた時期だった。診断を受けて文字どおり数日以内に人々が死んでいく。その疾患は、当時はまだ名前さえなかった。そういうわけで、その病棟に配属された私は、最初そこに着いたとき、パニックになってしまい、とにかく仕事をやりたくなかった。

ケンタッキー州では一九八六年当時、エイズのことはあまり知られていなかった。その頃自分がゲイだと認めない兵士たちを担当したが、一目でそうだとわかる者もいた。しかし、その疾患が現れたのはその人たちだけではなかった。夫から感染した女性、感染して生まれた子どもたち、そして輸血によって感染した高齢の血友病患者たちのケアをした。これらはすべて、ウイルスが血液の中にあることがわかる前に起こったものだ。誰もそのことを知らなかったので、私は感染することをとにかく恐れていたのだ。

しかしながら、同じような恐怖が原因で、病院スタッフが患者たちを無視しているのをみて、私は正反対のことをする気になった。少し古くさく聞こえるとは思うが、クリミア戦争時のフローレンス・ナイチンゲールを思い出したのだ。彼女が最初に連れていった看護師たちのほとんどが死亡したが、それは患者たちが伝染病に罹っていることを、彼女たちが気にしなかったからだ。彼女たちは、その人たちのケアをするためにそこにいた。私は思った。まあ、もし病気になるなら、病気になるだけのことだ。でも、私はこの人たちのケアをするためにここにいるのだ。だから、私はやった。それは私にとって本当に人生を変えるものだった。自分のためにこれをやっているのではないということを理解する際に役立った。他者のためにそれをやっているのであって、私はこの疾患を怖がることなどできなかった。

その後、エイズに感染して生まれた双子の乳児を担当した。陸軍を除隊した直後のことで、小児科の在宅看護師として働きながら、地元の病院で新しい試験的なプログラムにかかわっているときだった。その病院で子どものケアを行う看護師たちも、子どもたちが自宅へ帰った後、その担当になっていた。私たちは、新しく迎えた子どもたちをどのようにケアするかについて、里親たちに指導することにも責任があった。しかし、エイズに罹ったその双子の里親になる予定の家族が手を引いてしまったため、私が担当することになった。私は本当に自分からそれを引き受け、その小さな赤ちゃんたちがとにかく大好きになった。とてもかわいかったが、誰もその子たちを希望しなかった。体重はそれぞれ〇・九キログラムほどしかなかった。座って、膝の上で抱くと、二人は私の鼻をいじって遊んだ。そうされることで、恐いとは思わなくなった。私にはそうされることが必要だった。

もちろん、とても悲しい結末を迎えた。二人とも、私がケアをしている間に息を引きとった。それぞれが亡くなるときに、私はそばにいた。本当につらかった――それどころか、私が経験した最もつらいことのひとつだ。しかし、同時にそのことを本当に大切にした。今では、その出来事を学生たちに話すことにしている。看護師でいる理由を説明するうえでとても説得力のある部分なので、そのストーリーを伝えることにしているのだ。看護師は、赤ちゃんが子宮から出てくるときにそれを目にするまさに最初の人物になるし、時には人がこの世を去るときその手を握るまさに最後の人物になることもある。その双子があまり長くは生きられないということはわかっていたが、私の看護師としての役割は、二人が息を引きとるまでずっとかわいがり、まさに最後の瞬間までずっとそばにいることだった。だから、私はそこにいたのだ。それは、これまで私が受けとったなかで最高の贈り物だった。

看護師は、病院にいる他のどの保健医療職者とも異なる。かなり深いレベルで、本当に患者たちと心が通いあうことだってある。自分自身を患者たちに重ねあわせる機会があるが、それは患者たちにとっても看護師と密接に接する経験なので、患者たちも自分自身を看護師に重ねあわせることになる。それは本当にすばらしいことだと感じた。あるとき、もしかしたら医師になるトレーニングを受けるべきだろうかと思うようになり、医師たちを観察しはじめたことがあった。しかし、すぐにわかった。医師たちには、私が毎日与えられているのと同じ機会は与えられていないということが。医師たちは、看護師が楽しんでいる患者とのつながりを築くことはしなかったし、患者たちが直面しなければならない試練の一部になることもなかった。だから、私は看護師のままでいようと決心した。

＊＊＊＊＊＊＊＊

一九八九年、私はグリーントゥーゴールドスカラシップと呼ばれる奨学金を受けた——まだフォートノックスに駐在している間に。それは、ヴァンダービルト大学に通うための現役奨学金だった。最初にその奨学金をもらったとき、ヴァンダービルト大学はＢＳＮを出していた。その後、一九八九年に私が実際にそこへ行って学生生活を開始したときには、大学はプログラムを変更してしまっていて、もはやＢＳＮを取得できるプログラムはなかった。ブリッジプログラムと呼ばれるものができており、自分がすでに取得したどんな単位もあわせて開始し、修士号を取得するまで継続して勉強するものだった。私は、一九八九年から一九九一年まで在籍し、その間ずっとＲＯＴＣ［予備役将校訓練部隊］にも所属していた。しかし、授業料が不足していたために、修士号を取得できなかった。

陸軍から支給される奨学金では、学費の数パーセントしか賄《まかな》うことができなかったし、ヴァンダービルト大学の学費はとても高かった――私が入学したときは、一単位時間あたり五七五ドルで、毎年アップしていった。一九九一年にプログラムを終えた頃には、一単位時間あたり七七五ドルになっていた。ナッシュビル［ヴァンダービルト大学の所在地、テネシー州の州都］では、あらゆるものが高かった。私は自分の車のなかで生活し、寝泊まりした。アパートはあったが、帰宅する時間がなかったのだ。私は、文字どおり仕事から仕事へ、そして大学へ行き、また仕事へという日々だった。ねじまき式の小さな時計を持っていたので、車のなかでそれをセットして寝たものだ。私の講義時間数は、毎学期一八時間から二〇時間だった。自分の能力を超えており、どうにもならない状況だった。二年間苦しんで、そこまでだった。

一九九一年までには、そのプログラムから抜けて、立てなおす必要があることがわかった。そういうわけで、私はリージェンツ大学に目を向けた。私は思った。準学士のコースからはじめようか、そうすればその後に学士号が取得できるんじゃないか？　そして最終的には修士号取得へ向かうことができる。一度にすべてやろうとせずに。私は本当に単位をすべて取得し、その単位を持って、テネシー州立大学でさらに二、三の講義を受講し、それらはリージェンツ大学でも認定された。一九九四年からはじめて、一九九六年に準学士号を取得して卒業した。

その期間に、私はナッシュビルの三つの看護事業所で重症治療の仕事をしていて、市内全域を渡り歩いていた。その後、リージェンツ大学を卒業するとすぐに、あるクリニックに在籍し、看護部長に任命された。それは、RNとしての私の最初の仕事だった。しかし、ほとんどすぐに、私は何か別のことをやろうと決心した。

テネシー州アンティオークにあるその場所のことを聞いたことはあったが、そこは深刻な発達障害を抱える子どもたちのための施設だった。そこはクラスター施設と呼ばれるところで、所有地内には小さなコテージが「U」の字の形に配置されていた。そこへ行って面接を受けたが、偶然にも、友人が看護副部長をしていたということもあって、私はすぐに採用された。マー＝シ・ホームズと呼ばれるところで、三歳から一六歳までの医学的に虚弱な子どもたちが入院していた。とても虚弱で、ほとんど寝返りができない子どもたちもいた。家族が子どもを連れてきて、二度と戻ってこないこともあった。そのような子どもたちのために働いたことはなかったが、すぐにその子たちが大好きになった。発達障害看護に心を惹かれた私は、発達障害看護学会に加入し、認定を受けた。それは、RNとして私が受けたはじめての認定だった。

その後、私はまた別のタイプの虚弱な人たちのために働くことにした。キャリアすべてを困窮した患者たちに捧げてきた。発達障害から、外傷性や後天性の脳損傷へ移行した。しばらく、その人たちのもとにとどまり、その後、精神科メンタルヘルス、特に広汎性精神疾患患者――本当に病気の患者――のために働きはじめ、法医学や社会病質人格の触法精神障害者たちにかかわりはじめた。他の人たちがケアしたがらないそのような人たちのケアをすることは、本当に私のライフワークになってきた。それは私が自分で見つけ出す人たちである。仕事を探しているとき、私は他の人たちが望まない場所を探すのだが、そこが私にとってふさわしい場所なのだ。なぜだかわからない。もしかすると、社会的弱者にただ引きつけられるのかもしれない。

＊＊＊＊＊＊＊＊

ここの看護学校に来る直前、私はコロラド州デンバーのフォートローガンにある州立の精神科病院の看護部長だった。そこはとても古い施設で、患者たちのほとんどは困窮していた。患者の多くは広汎性精神疾患に罹っており、二〇年間入院している患者たちもいる。その人たちは、とにかく治りにくい。その人たちの状況を解決することはあまりできない。その人たちが、地域社会で普通の生活を送れるようになることは決してない。ほとんどの看護師たちは、みたところ希望のないそのような患者たちのために働きたくないのだが、またしても私はそれに引きつけられた。

看護部長として、個々の患者に関するミーティングに出かけることが時々あったが、そこではスタッフの話に耳を傾けて、指導することができた。そして、患者のケアには異なる選択肢もあるのだということをスタッフに気づかせたりした。看護チームが行き詰まったと感じたとき――患者に関するすべてのことを試した結果、どう進んだらよいのかわからなくなったとき――私は口を出した。「あのね、これについてはもう考えてみたかい？」彼女たちにとって新しい視点を与えるという役割を果たすことができた。

たとえば、私たちが、複雑な緊張状態を示す一四歳の男子を担当したことがあった。彼はまったく反応しなかった。およそ八カ月の間ずっと同じ状態で、そのときがはじめてではなかった。しかし、そのときは一番期間が長かったので、両親は本当に心配していた。トータルケアが必要な状態だった。彼はもはや何も食べていなかった。経鼻胃管を通じて栄養を補給しなければならず、看護チームは自分たちにできることは何もないような気がしていた。あきらめかけていた。考えられる薬はすべて試して、その子を現状から抜け出させようとしたが、何ひとつ効果がなかった。

私は、ECT［電気痙攣療法］を担当する看護師になるために、ちょうどその療法のトレーニングを受けたばかりだったが、その病院にはECTのための部屋があった。だから、私はそれを提案した。「これについて考えてみたことがあるかい？ 治りにくい緊張状態の大人の患者たちに以前使ったことがあるけど、そのときはとてもうまくいったよ」

それは大きな倫理的問題になった。なぜなら、青年期の者に一度もその療法を用いたことがなかったからだ。私はいった。「彼はそれを受けるに値するよ。せめて私たちがこれを試すべきだと思わないかい？ もし他に何も効果がないのなら、あきらめるよりも、私たちは試すべきじゃないかな？ 彼にこのチャンスを与えずにおくような大きなリスクがあるかい？」

だから、私はその療法についていろいろ調べて、別の時期に別の場所で用いられたケースをいくつか見つけ出した。それらを看護チームにみせ、彼女たちの懸念を払拭《ふっしょく》するためにさらに熱心に検討した。両親と話をして、リスクと効果について説明した。両親は、八カ月にわたって子どもがまったく反応しないことにその時点でとても落胆していたため、同意した。

その処置を行う間、私はECTを担当する看護師として治療にかかわった。最初の治療を受けた直後、数秒して、その少年はストレッチャーに座ったまま、周囲の人たちひとりひとりと視線をあわせ、そしていった。「腹が減った」それが八カ月ぶりに彼の口から出た言葉だった。みんなは笑いはじめたが、彼には何がそんなにおかしいのかわからなかった。自分がずっと本質的に意識がなかったという実感がなかったのだ。

さらに続けると、彼は結局、まったく手に負えなくなった。あらゆる場所をめちゃくちゃにした。彼の行動はコントロール不能だった。その状態から抜け出した後、しばらくはその病院で憂き目をみた。ついに、彼は退院し、回復して、精神的に安定し、投薬治療しながら学校へ戻り、そしてとても優秀な成績をおさめたようだ。私たちは、恐怖を克服し、以前には試さなかったことを試すことによって、再び成功をおさめた。その病院には、信じられないくらい献身的な看護師たちや医師たちがいた。時代遅れの施設にもかかわらず、その人たちがすばらしいケアを提供するので、そこで働くのはとても楽しかった。

＊＊＊＊＊＊＊＊

ある若い男性のエイズ患者のことは、決して忘れることができない。ナッシュビルの派遣看護事業所を通じて契約して仕事をした高度看護施設でのことだ。

彼はまだ二四歳で、名前は思い出せないが、その疾患に罹る前は本当にハンサムな若い男性だったに違いないと思った。しかし、彼はカポジ肉腫のため完全に消耗していた。病変は、実際には上に積み重なるように盛りあがり、剥がれ落ちてもいた。少し怪物のようにみえたので、その施設のスタッフは彼のケアをしたがらなかった。彼女たちは、ベッドサイドのテーブルをドアのところまで引き寄せ、食事トレーをその上に置き、そしてそのテーブルを彼のベッドサイドへ戻した。入室して食事を与えることさえしようとしなかったのだ。彼はとても弱っていたので、自分で食べることができなかった。あまりにも残酷だと思った。

私は主任看護師として契約しており、最初にそれをみたとき、CNA［認定看護助手］たちにいった。「あれは容認できないな。私がここにいる間、そんなことはさせない」私は熱弁をふるった。そして、彼女たちに模範となる行動をみてほしかったので、病室に入るとベッドの端に座り、トレーを引き寄せ、ふたをとって、その男性に食事を与えはじめた。とても天気がよい日だということや、もしよければ食事が終わった後シャワーを浴びに連れていくことを話した。それから、散歩に出られるようになったが、それは車椅子に乗った彼を私が押して施設の周囲を歩くということを意味していた。その時点で、彼はあまりにも弱っていて、歩くことができなかったのだ。

彼はすでに一カ月そこに入っていた。そこで死に直面していた——おそらく余命三週間だった。ホスピスに入っていた。家族は縁を切っていたので、身寄りがなかった。そしてそのとき、CNA

たちは、怖がってあのように彼を扱った。それをみた私は、胸が張り裂けそうだった。突然、彼が泣いていることに気づいた。なぜなら、入院以来、最初に彼に話しかけたのが私だったからだ。私がベッドに腰を下ろし、話しかけて食事をさせてくれたことが、彼には信じられなかった。だから、私たちは最後の三週間で結局は親友になった。毎日、彼にシャワーを浴びさせた。毎日、朝食を食べさせた。毎日、散歩に連れて出た。彼と過ごす時間を増やすために、朝の患者への薬の配布を手早くするようにさえした。最後の日々を彼にとって楽しいものにしようとした。

私はずっと古書を収集していたが、彼も本が大好きだということがわかった。しかし彼の視力はその病気の過程としてかなり悪化していたので、もはや読むことはできなかったし、カセットブックは、当時はそれほど普通ではなかった。だから、私は毎日本を持ち込んで、勤務時間の終わりに、彼によく読み聞かせた。それから、私が読んだ内容について話しあった。私と一緒に過ごす時間を、彼が楽しみに待っていることがわかった。彼は、本当に私に心を開きはじめた。自分の人生やエイズに罹って以来どんなにつらかったかについて話してくれた。当時の彼のパートナーは彼を見捨て、彼に生活する場を残さなかった。彼は職場を解雇され、家族は彼を見捨てた。彼には、文字どおり何もなかったし、誰もいなかった。本当にまったくのひとりぼっちで、孤独のまま死のうとしていた。

彼がこの世を去るときに、私は彼と一緒にいるという特権を得た。彼の手を握りながら、ベッドに座っていた。彼は私の目を見つめた。一筋の涙が彼の左頬を伝った。それから、彼は私の手をやさしく握った。最後の言葉は「ありがとう」だった。もちろん、彼は亡くなったが、それでも安らかに逝《い》った。おかしく聞こえるかもしれないが、彼はもう怖れていなかったし、ひとりぼっちでもなかった。白状すると、帰宅した私は、その死を嘆き悲しみながら、三日間泣いた。しかし、もし再び同じ状況になったとしても、まったく同じようにすべてのことをするだろう。

看護師たちはあまりにもたくさんのことを行うのに忙しく、あまりにもテクノロジーにかかわっているので、自分が持っている最高の癒しの手段が人と人とのふれあいだということを忘れてしまうことがある。私は、患者たちと同じ瞬間にいることや、一緒にいるために心を通いあわせることの重要性を、学生たちに植えつけようとしている。研究によって繰り返し示されてきたのは、心がふれあうことによって癒しのスピードが増し、患者の不安が減るということだ。看護師としてのキャリアにおいて、私はその力を実際にみてきたのだ。

＊＊＊＊＊＊＊＊

私は、信じられないような経験をたくさんしてきた。エイズで亡くなったあの若い男性や、同じくエイズに罹った二人の乳児たちのそばにいたことに加えて、もしかすると自分にとって最もよかったことは、今ここで、この看護学校で経験していることだと思う。デンバー看護学校は、二〇〇四年に開校したばかりだ。歴史が浅いので、ちょうど認証評価を終えたところで、それに関係する仕事をたくさん行った。新しい学科長として、確実にスケジュールが守られ、課題が解決されるようにしなければならない。教員の授業参観を行い、多くの学生指導も行う。この学校へ編入した学生の単位認定のための成績証明書の点検もする。受け入れた学生向けの歓迎の挨拶文もすべて執筆するし、もちろん、たくさんの会議もある。

私はかなり意欲的なほうなので、ある小さな言葉に問題を抱いている。それは「ノー」である。何らかの理由で、私はそれがいえない。それは、看護師であることの一部分だと思う。私たちはたいていの場合、ノーといわない。教員たちをみていると、彼女たちも同じ問題を抱えている。ここにいる間はノーといえないので、大学が提供するほとんどすべてのコースを教えてきた。自慢するつもりはないが、まるで自分がたくさんのことを成し遂げ、この学校を信じられないようなレベルにまで引き上げることができたような気さえしている。たしかに、現時点では、自分の人生で他にやったことが思い浮かばない。看護師としてほぼ三〇年が過ぎた後、今仕事をしているここが、自分が望んだ場所であり、自分がいるべき場所である。マザー・テレサが述べた偉大な言葉がある。彼女はいった。「自分がまさしくいるべきところにいると信じなさい」それは、今私が感じていることを言い表している。

私は学生たちに伝える。看護についてすばらしいのは、もしある領域が好きでないとか、そのなかで少しでも燃え尽きてしまったとしても、別の領域に行くことができるという点だ。新しいことを試すことができるのだ。怖れる必要はない。すばらしい専門職だ。専門職以上のものだ。そして私は学生たちにさらに伝える。看護はアートだ。まさにアートだ。自分でつくった信条のようなものがあり、それを大学の自分のオフィスのドアに掲示している。学位授与式で話すときにもそれを話す。なぜなら本当にそれを信じているからだ。

何ものにもまして、看護は単に科学であるだけでなく、習得し、刺激を受け、そして称賛する価値のあるアートでもある。私たちは本当にみんな、死ぬまでずっとそのアートを学ぶ学生であり、昨日よりも今日がよくなるようにそれぞれが努力を継続する。自分のまわりにいる他の人たちの才能を心に留めなさい。その人たちの能力を羨《うらや》むのではなく、それを見倣い、それを知ることを通じて成長しなさい。これこそが、看護師の真のスピリットである。

## レベッカ・スイート
Rebecca Sweet

人生の後半になって、私は看護の世界に入った。六歳の頃から自分に看護師になりたい気持ちがあることはわかっていたが、六〇代になるまでRNにならなかった。その前に二、三年ほどLPNをしていた。現在は、ニューメキシコ州アルバカーキにあるホスピス運営会社のケースマネージャーとして、このうえなく楽しく仕事をしている。

時折、私はこのストーリーを人に話すのをためらうことがある。なぜなら、クレージーだと思われるのではないかと考えてしまうからだ。声が聞こえているというような感じではなかった。というよりも、神様からの電報が私の心に届いたといった感じで、そのメッセージには、私が看護学校へ戻る必要があると書いてあった。それを聞きたくはなかった。自分が特に信心深い人間だとはいわないが、私はとてもスピリチュアルな人間だ。自然と結びつきが強く、自然や他の人たちとの関係を通して神様と結びついている。しかし、その点で孤独を感じていた。私の生活は崩壊しており、率直なところ、私は日ごとに自分が生きていたいのかどうかわからなかった。ましてや、もう一度看護学校へ入るなどということはもってのほかだった。私はとても疲れて、落ち込んでおり、「だめです、神様。すいません。私にはそれはできません」といった。神様は黙っていなかった。ただこう言い続けた。これはあなたがやる必要のあることだとわかっているはずだ。看護師になりたいといつも思っていたはずだ。今それをやらないのならば、いつやるつもりなんだ？

看護師の部分は本当らしく聞こえた。六歳になるまでには、自分のやりたいのは看護だということはわかっていたと思う。私はいつも、小さなバッグつきの看護キットをほしがっていたが、母親はよくいったものだ。「ナースバッグなんてつくられてないわよ。ドクターバッグならあるわ」私は母に向かっていった。「ドクターバッグなんてほしくないわ。ほしいのは、たくさんの包帯と絆創膏が入っているナースバッグよ」そしてもちろん聴診器も。私はそれを口には出さなかったが、本物のナースバッグには、それは入っているはずだと思っていた。

二六歳のとき、はじめて看護学校へ行った。当時私は結婚して、オクラホマシティに住んでおり、四歳になる娘がいた。オクラホマシティにあるカトリック系の病院が提供する二年課程の看護ディプロマコースへ入学した。一年目をとてもよい成績で終えたが、私は燃え尽きかけていた。妻、母親、そして学生役を同時にこなそうとするのは、あまりにも大変すぎたし、私には強力なサポート体制がなかった。教員たちに退学することをいいにいったが、引きとめられた。彼女たちはいった。「少し休んでから戻ったらどう？　とにかくやめないで」私はいった。「戻ってきたときに何が変わりますか？　何も変わらないですよ」

そして私は退学し、別の方向へ歩み出した。そのときまでに、私は離婚しており、娘は父親と暮らしていた。私は再婚したが、二番目の夫はカンザスにある大学で哲学の教授をしていた。彼の家族のほとんどは教育界で働いていた。夫の父親は大学教授、母親と叔父は教師、叔母も教師だった。私は思った。ああ、この家族にうまくとけ込むためには、アカデミックになったほうがいい。

私は大学に入学し、英語分野で学士号と修士号を取得し、ただ面白半分に地理学の分野で学士号を取得した。そしてその後、オクラホマ大学のアメリカ先住民研究の博士課程に受け入れられたが、そこへ行って研究をスタートさせると、別のことを求められた。もう一年かけて学生指導をしなければならなかった。その理由を尋ねると、経験が必要だといわれた。私はいった。「すでにカンザスの大学で教えたことがあります。だから、あまり必要だと思いません」するとこういわれた。「すみませんが、プログラムを変更したので、それが現在必修になっているんです」だから、私はカンザスへ戻って、教えるだけでなく、管理スタッフとして学部長のひとりに仕《つか》えながら、そこに二四年間とどまった。

二〇〇六年の終わりまでには、私の生活がどうしようもなくなっているのが明らかとなった。私は思った。さて、私の結婚生活は終わりかけている。今生活しているところは嫌だ。仕事も嫌だ。ただいたずらに生きているような気がする。そして率直にいうと、私はかなり酒浸りになっており、とても鬱《ふさ》ぎ込んでいた。地獄だった。他にそれを表現する言葉はなかった。

その年のクリスマスに、夫はコロラド州の彼の実家へ行った。私は行けないといったので、彼はひとりで行った。私が天職を得たのは、その二週間――彼が出かけて、私がひとりぼっちの間――だった。私はもちろん、依然として酒を飲んでおり、毎晩飲んでは、暖炉の前に座り、すすり泣いたり、胸が張り裂けるほど泣いたりしながら、神様とこの不思議な対話をしていた。ようやく、私は泣きやんで、大声でいった。「よし。大丈夫。もしこれをやるべきだといわれるのなら、私はやります。でも、私がするのを手伝って下さい。ひとりではできませんから」

夫が帰宅すると、私は仕事を辞めて看護学校に入学すると告げた。神様の思し召しだと。すると彼はいった。「そんなことが起こるなんて理解できない」前にも述べたように、彼は哲学の教授だったから、絶えず空想にふけっていた。もしそうでなかったら、彼はたぶん私をどこかの施設に収容しようとしただろう。

私は依然として大学で働いていたが、まずやらなければならなかったのは、看護学校へ入る前に経験を積むことができるように、CNAの資格をとることだった。あまりよく考えていなかった。神様がそう望んでいるので、自分はそうしなければならないということしかわからなかった。だから、CNAの資格を取得するために、夜間の授業を受けはじめた。

二〇〇七年九月、私は夫のもとを去った。車に荷物を積み込んで、家を出た。二〇〇八年一月まで大学で働き続け、そして早期退職した。とても長期間そこで働いていたので、辞める必要はなかったのだが。その後、ホスピスの助手の仕事に就いた。大学勤務時代と比べると、ものすごい減給だった。それは肉体的に、汚くて、ストレスが多く、きつい仕事で、そのホスピスは半径約八〇キロメートルの地域をカバーしていたので、長時間車を走らせなければならなかったが、私はとても幸せだった。本当にその仕事が好きになったのだ。そして、自分が正しい方向に向かっていることがわかっていたので、その仕事を続けた。カンザスシティのジョンソンカウンティコミュニティカレッジのLPNコースに応募して、受け入れられた。二〇〇九年五月に修了した。

私はいつも、米国南西部や先住民の文化に魅力を感じていたので、次のクリスマス休暇には、列車に乗ってアルバカーキへ出かけた。すぐに、その土地がとても気に入った。知っている人は誰ひとりおらず、その時点では仕事もなかった。しかし、不動産業者と連絡をとり、彼女にいった。「住むところを見つけるのを手伝ってほしいの。ここに引っ越したいのよ」私たちは一緒に物件をみてまわり、彼女はついにコラレスと呼ばれる村に私を連れていってくれた。アルバカーキの郊外で、一九七〇年代にヒッピーが設立した村だった。私はいった。「ここだわ。もうこれ以上みてまわる必要はないわ」分譲アパートの手つけ金を払ってから、看護プログラムを修了するためにカンザスへ戻った。学校が終わったら、アルバカーキへ移るつもりだった。

私がLPNコースを履修しているとき、クラスには三三人いた。学年の最初に、自分の経歴やどんな種類の看護をしたいかをみんなの前で発表する機会があった。ホスピスでの看護をしたいといったのは、私だけだった。みんなが反応した。「おー、ぞっとする」とか「すごい憂鬱」とか「なんでそんなことしたいの？」

私は彼女たちに向かっていった。看護の世界に呼ばれたとき、ホスピスの看護こそ、私がやるべきことだということがわかったと。死に直面した人の身体的側面に対処できるという確信があった。気味が悪い感じがするかもしれないが、私はそのことで憂鬱になることさえあまりない。もちろん、若い人が亡くなるのをみるのは悲しくなるが、ホスピスというところは、私たちが看護学校で教わったものとはかなり異なる。看護学校では、人が治癒するのを手助けして、自宅へ戻して生活できるようにするまでを教わった。ホスピスというのは、そういう問題ではない。現実には、担当する患者は回復しない。患者は死に瀕していて、積極的な治療よりもむしろ緩和ケアを求めることを選ぶ。私たちの仕事は、家あるいは施設へ入り、患者が安楽な状態であることを確かめ、尊厳をもって亡くなる手助けをし、そして遺族に安らぎを与えることだ。

しかしながら、はじめてアルバカーキに移ってきたとき、ホスピスでの仕事を見つけることはできなかった。そこでは、ほとんどのホスピスはLPNを雇用しないので、私は退職者のコミュニティとかナーシングホームでの職を見つけようと最善を尽くした。雇用しているところは皆無だった。やっとのことで、市の拘置所での勤め口を受け入れ、拘置所の医務室看護師として深夜勤のシフトで働いた。とても興味深いものだった。

被収容者のために仕事をするうえで困ったことは、まったくなかった。彼らは、看護師たちが自分たちの手助けをするためにそこにいるのだと考えるかぎりにおいて、大部分は看護師たちに敬意を表した。しかし、なかには被収容者のために仕事をするのがつらいという看護師もいた。なぜなら、彼女たちは彼らを人間のクズだと考えていて、そのような扱いをしたからだ。しかし、結局のところ、夜勤をするのは大変だった。私の年齢では、昼のリズムから夜のリズムへ体を切り替えることができず、病気になった。二カ月持ちこたえて、多くのことを学んだが、その後退職者コミュニティから連絡があった。

私は職場を変わり、そこで一五カ月働いた。その仕事が本当に楽しく、居住者の多くと親しくなった。高齢者たちが大好きだ。高齢者は、多くの子どもたちがそうであるように、とても奔放だ。考えていることを話し、最悪だと感じていれば、そのことをいってくれる。そして、もし私が最悪の状態にみえれば、そのことも教えてくれる。その人たちの率直さがとにかく好きだ。最終的には、自動車事故に遭って足を骨折し、私はその仕事を辞めた。巡回ができなくなったためだが、その退職者コミュニティで仕事をしていた間、居住者のひとりが私にいった。「あなたは医師になっていたかもしれないね」そして私は答えた。「ええ、ことによると私は医師になっていたかもしれませんが、私はそんなに低い目標を立てたことはありませんよ」

その言葉で、医師を軽蔑する意図はなかった。私がいいたかったのは、ほとんどの医師は、看護師が築くような種類の関係を患者と築くことができないということだ。最近の医師は、急いで出入りしなくてはならない。オーバーワークなので、医師は担当患者たちのことを知るために時間をかけることがあまりできない。私の人生で最も重要なことは、人と親しい関係を築くことで、看護はそれができるのだ。しかし、私はそのとき、私が看護師として本当に望むことをするには、RNにならなければならないということがわかっていた。

私は一時的にデスクワークを引き受けた。足の怪我が癒《い》えて、RNになるためのコース受講が終わるまでの間、アルバカーキにある別のホスピスで、継続質向上コーディネーターとして働いた。二〇一二年二月二一日、六〇歳になる誕生日前に、私はRNのためのNCLEXを受けて合格したが、とても難しかったので、私には驚きだった。その日遅くなってから州の看護委員会のウェブサイトにログインすると、すでに私のライセンスがアップされていた。あまりにうれしくて泣いた。合格したことが信じられなかった。私のRNライセンスが、そこに掲示されていた。レベッカ・スイート、登録看護師。私は文字どおり跳びはねたが、骨折しているときには難しいことだった。おそらく、人生で最もうれしい日だった。

その後まもなく、幸運にも私はアンバーケアホスピスでケースマネージャーとして働く機会を得た。温かみのある、愛情に満ちた人たちが仕事をしているすばらしい企業で、その人たちは、誠心誠意仕事に取り組んでいた。従業員所有企業で、クライアントのために手助けしながら自分たちのためにも働いていた。ケースマネージャーは、患者全員のケアのコーディネートを担当しており、チーム全体のリーダー的存在だった。私たちは、医師、薬局、医療機器プロバイダー、ソーシャルワーカー、牧師、助手、そしてボランティアや悲嘆コーディネーターと協働する。大変だが、その職責を果たすことが好きで、それらの人たちが私を信頼し、敬意を払ってくれることがわかるのはうれしかった。

私は月曜日から金曜日まで、朝八時から夕方五時まで働き、患者を訪問する。少なくとも週に一回は患者に会うことを求められるが、もし患者が重体あるいは瀕死の場合は、もっと頻繁に訪れる。もし病気が進行中なら、毎日訪問して、症状が管理されていることを確認する。記録はすべてコンピューターに入力する。全員がラップトップ式を持っていて、患者の記録をウェブサイトに入力する。時折、供給品をとったり、他のメンバーと相談したり、あるいはマネージャーと患者のケアについて検討したりするためにオフィスに寄らなければならない。ほとんどの時間は、患者を訪問したり、医師と話したり、耐久性のある医療器具を注文したり、薬歴をまとめて薬を注文したりしている。患者がかなりの僻地《へきち》に住んでいて、薬局が薬を配達できない場合は、私が薬を受けとって自分で患者に届けたりもする。

死に直面している人のそばにいるとき、看護師は、私たちの社会ではかなりまれなことだが、誠実な関係をその人と築く。ただし、どんな人とでも親しい関係を築くことは難しい。なぜなら、私たちは仕事をして、次の場所へ移動し、そして仕事を済ませるのにとても急いでいるからだ。私たちの社会は、人間関係よりも、富、才能、そして物的財産の所有に焦点をあてる。しかし、ホスピスは、もっと深い意味のための機会を提供する。

瀕死の人のそばにいるとき、その部屋のなかで、ある存在を感じることがよくある。週末にかけて亡くなった患者を受け持ったことがあったが、当直看護師のひとりだったため、死亡宣告をするために部屋に向かった。彼は私の担当患者だったが、彼は私が知るようになってからもずっと反応しなかった。しかしながら、彼の妻、三人の娘たち、そして息子さんのことをとてもよく知るようになった。最後の三日間、家族はみんな彼のベッドサイドにいた。

私が入室して最初に起こったことは、みんながそこにいて、私が来たことに感謝してくれたということだった。みんな並んで、私を抱きしめた。私は彼の死を宣告し、斎場には私から連絡してほしいか、それとも自分たちで連絡したいかを尋ねた。私に頼むが、まだ心の準備ができていないといった。「しばらく一緒にいてもいいですか?」私はいった。「もちろんです」

娘のうちのひとりは、美容師でスタイリストだった。彼女はいった。「バリカンを持ってきて、父のあごひげを剃ってもいいですか? 父はその見た目が嫌だったでしょうから。そんな感じで斎場に行ってほしくないんです」私はいった。「もちろんですよ」

彼女があごひげを剃ったので、私は尋ねた。「私がご遺体の準備をしてよろしいでしょうか? ご遺体をきれいにして、着替えさせてあげたいのですが」彼女たちはぜひそうしてほしがった。だから、彼女たちに退室してもらうよう頼んだ。なぜなら、家族にはみてほしくないこともしなければならないからだ。そして、私は遺体をきれいにしはじめた。それをしている間、彼の息子が、おそらく四〇代だと思うが、部屋に入ってきていった。「何かお手伝いできることはありますか?」

私はいった。「ええ、ようこそ、ご希望のことは何でもなさって下さい。気分が悪ければ、どうぞ外に出て下さい」彼はいった。「いいえ、私はここにいたいんです」

ある時点で、背中をきれいにするために、父親の遺体を横にする手伝いを彼に頼んだ。遺体には、死後硬直とか死斑といったことが起こるのだが、彼の父親は死後かなりの時間が経過していたので、死斑が出ていた。二人で遺体を横向きにしたとき、彼はそれを目にした。私はいった。「もしこれをみたくないのなら、どうぞ席を外して下さい。私ひとりでもできますから」しかし、彼は繰り返していった。「いや、私はここにいたいんです」

彼は、遺体をきれいに拭くのを手伝ってくれた。それから、ベッド脇の椅子に座り、すすり泣きはじめた。そのとき、部屋のなかに神様がいるのを感じた。なぜなら、彼が気持ちをかなり整理することができたからだ。私はそこに静かに立って、そのまま彼を泣かせていた。人が泣いているときに慰めないことは何度もあった。なぜなら、誰かに背中をポンと叩かれて、「よしよし、泣かないで」みたいなことをいわれたことがあったからだ。それは、自分が泣いているときに聞きたい言葉ではない。私はブランケットで彼の父親を覆い、胸の上で両手を組ませ、そして息子を泣かせた。

人が他人の私を自宅に入れ、大切な人のためにこんなことをさせるのは屈辱的だ。自分たちが最も深い悲しみをあらわしている間に、他人の私をその場に立たせ、自分たちのそばにいさせるのだ。自分の人生において、何人の人たちにこの生々しい感情をみせられるだろうか？

私が思うに、もしかすると、このように人と密接につながりたいという気持ちは、母方の祖母との関係から生まれたのかもしれない。私が幼い頃、彼女は最も親しい友人だった。私は、父親の怒りの嵐がいつも吹き荒れる家庭で育った。子どもの頃、祖母の家の近くで暮らした時期があったが、彼女はオクラホマ州タレクアで、本物の丸太小屋で暮らしていた。父親が爆発するときはいつも、祖母の家へ逃げたものだ。彼女は台所のテーブルに私と一緒に座ってくれたが、そこには赤と白のチェック柄のオイルクロスのテーブルクロスがかけてあった。ミルクとグラハムクラッカーか、キャンディオレンジのスライスを私にくれてからいった。「さあ、しばらく庭に出ようね」そして、私たちは庭に出て、雑草を鍬《くわ》で取り除いたりした。彼女はいつも、野菜だけでなく、タチアオイやシャクヤクのような古風な花を育てていた。私はいつも彼女と外に出るのが好きだった。彼女とならどこにいても幸せだった。とても穏やかな存在で、やさしく、温和で、愛情に満ちていた。いつも、どんな私でも受け入れてくれ、他の存在になるように私に頼んだことは一度もなかった。

私は、自分の仕事を通じて神様に仕えているような気がする。それにもかかわらず、それはつらいことだろうか？　そう、つらいのである。死に瀕している人や、悲しみに暮れるその家族の周囲にいることはいつも難しい。

私がケアをしていた女性がいったことがある。「もう長くないことはわかっています。心の準備はできています。もうこれ以上これを続けたくありません」彼女はまったく落ち着いており、最近やめたばかりの化学療法で消耗していた。だから、私は彼女のそばに横たわり、毛のなくなった頭にキスした。「私の仕事は、あなたのためにここにいて、あなたに心地よくなってもらうためにできることは何でもすることです」私は彼女にいった。「あなたは亡くなるまで、ただずっと心地よくありたいと私におっしゃった。だからこうしているんです。あなたの気分が悪くならないようにできることは何でもします」

看護の対人関係の側面に対処したくないという看護師はたくさんいる。多くの看護師が次のように話すのを聞いたことがある。「ＥＲの看護はわくわくするわ」とか「手術室看護師としてならもっとたくさんのことが学べるわ」とか「処置だけしておけばよい医師のオフィスで働きたいわ」まあ、そういった種類の仕事においては、人とのつながりはあまりない。なぜなら、人と過ごす時間があまりないからだ。患者との深くて意味のある関係を築く機会はない。そういった関係を構築するのが、看護の最も肝心なところである。結局、自分が死ぬとき、何を持っていくだろうか？　物質的なものではない。もっと重要なのは、価値のあるどんなものを後に残していくかということだ。自分に残せるものは、私に対する誰かの記憶であり、その人たちが私を知っていて、どんな意味があるかということである。それだけで十分ではないだろうか。

## キャシー・ブラウン
Kathy Browne

私は三一年間、がん看護専門看護師として働いてきた。二〇一二年八月まで、ゲインズヴィルにあるノースフロリダ地域メディカルセンターの腫瘍学部門で、臨床コーディネーターをしていた。しかしながら、患者のケアからはだんだん遠ざかっていると感じていたので、腫瘍学部門の夜勤看護師としての仕事に戻った。

ある不思議な理由で、がんと私の人生は切っても切れない関係にあった。子どものときに、がんに罹った大叔母を見舞いにいったことを思い出す。彼女の額があるはずのところには、大きな黒い斑があった。それは壊死した部分だったと思う。私はとても若かったが、それに心を奪われたことを覚えている。それが思い出されるというのは、奇妙なことだ。病棟で新しい看護学生たちと出会うと、私は最初にこういう。「これまで自分の身に起こったなかで最もよいことは、がんなの。なぜなら、もしがんに罹ることがなければ、看護師になっていなかったと思うからよ」それは真実だった。

私はスタテン島出身で、高校卒業後最初に就いた仕事は、よくニュースで報道される一般調達局［連邦政府の建物の建築・管理、財産の管理などを行う独立機関］だった。その頃、私はある健康上の問題を抱えていた。喉におかしな腫瘍ができ、それは首から突き出ているような感じだった。かかりつけ医にみてもらったが、真剣に受けとめてはくれなかった。「いいですか、あなたは二〇歳ですよ」彼は私にいった。「健康について気にしすぎですよ。何も悪いところはありません」

当時私が本当になりたかったのは公認会計士で、ウォール街の財務計画事務所に就職したときに思った。これは目標への大きな第一歩だと。しかしその仕事に就くためには健康診断を受けなければならず、たまたま私の健康診断を担当したのが内分泌専門医だった。私の首をみた彼はいった。「甲状腺の状態がひどいということがわかっていますか？」検査しなくても、一目みただけで彼にはわかったのだ。私の目をみて、首を触診して、彼はいった。「甲状腺ですね、本当に」

私が罹っていたのは濾胞《ろほう》性の乳頭がんという、本当に変わったタイプの甲状腺がんだったが、しばらくの間、誰もそのことを私にいわなかった。もっとも、両親は知っていたが。私はずっと泣いていた。私は体重が一四キログラムほど減少し、体がとにかく正常に機能しなかった。その医師は別の内分泌専門医を推薦し、新しい医師は手術が必要だと判断した。

病院へ着くと、私は個室へ入ることになっていた。待合室へ入ると、修道女が座っていた。彼女も甲状腺がんに罹っており、首には巨大な甲状腺腫ができていた。私の甲状腺腫は小さかったが、彼女のそれは巨大だった。入院受付で、半個室へ入らなければならないといわれ、彼女は病院側ともめていた。カトリック教徒だった私は、修道女は個室でなければならないことを知っていた。個室へ入る予定だった私は、病院側へいった。「いいですか、私の部屋を彼女に使ってもらって。私が半個室に入るわ。私はまったく構わないから」

その晩遅くなってから、彼女に会いにいくことにした。彼女のおかれた状況がとても気になったのだ。首に巨大な腫瘍があるのは、本当に気味が悪いだろうと思った。しかし彼女の病室に向かった私は、入口のところで意識を失ってしまった。看護師たちは私を車椅子に乗せると、病室へ連れて戻った。もしまたベッドを離れたら、抑制するといわれた。

それは一九九七年のことで、当時その病院には腫瘍学部門がなかった。私は通常の外科病棟に入っていた。担当看護師たちは、私より一歳かそこら年上で、手術に先立って何の指導もしてくれなかった。だから、手術後に目が覚めると、私の首のまわりには安定させるための大きなバンドが装着されており、それが何なのかがわからなかった。ベッドの端まで這っていった私は、あやしい瓶を見つけた。何年も前は、ベタジン［消毒薬］と気管切開術セットは、緊急の場合ガラス瓶に入れてあったが、誰もそのことを説明してくれなかった。だから、私はその瓶を手にとって叫んだ。「あなたたちは、これを私の首に塗ってないわよ」そしてその瓶を壁に投げつけた。前の晩に私が気絶したときから、看護師たちは私に対してあまりいい感情を持っていなかったので、医療器具を破壊した後は、さらに私に対する扱いが悪くなった。

回復した後、私はウォール街での仕事に戻った。勤務初日、副所長から呼ばれた。ドアを閉めると彼はいった。「君はがんに罹っていて、そのうち死んでしまう。もう辞めたらどうだい？」私は怒りを通り越していた。私は思った。看護師たちが恐ろしい人たちだとわかったばかりなのに、今度はそのうち死ぬという理由で、仕事を辞めろといわれている。

私は仕事を辞め、帰宅し、両親に宣言した。「看護学校に通うわ」みんな、私は頭が変になったかのような表情で私をみた。「お前は、高校時代に理科さえ合格しなかったんだぞ。その種のことがとにかく不得意なんだ」私は答えた。「看護師になって、がん患者たちが、私のような扱いを受けないようにケアをするのよ」一〇代の頃、私はかなりやんちゃだったので、当然のことながら、両親は私が最後までやり抜くとは思わなかった。しかし、私は看護学校を卒業し、一九八一年にRNのライセンスを取得した。それから三一年が経過した今、私はまだここにいる。がん看護専門看護師として。

はじめて看護職に就くための面接に行ったとき、おもしろいことがあった。採用予定の新人看護師全員に面接した看護部長がいった。「さてお話し下さい、あなたはここで何がしたいのですか？」

「私は腫瘍学部門で働きたいです」

「まあ」彼女はいった。「私は三〇年間看護師をしてきたけど、腫瘍学部門を希望したのはあなたがはじめてだわ」

私は彼女を見て、思った。そのことがそんなに変なの？　そして彼女は認めた。「そこは、たいていの場合、そこに行きたくない人を押しつける場所なのよ」

彼女は、私が望んだところ、つまり腫瘍学部門に、私を本当に配属した。そして、私はそこでたくさんのことを学んだ。最初の頃に担当した患者のひとりに、最も恐ろしい結腸がんの女性がいた。彼女はいたるところに瘻孔《ろうこう》があり、体中に孔があったので、全身から便を排出してもらっていた。私たちは彼女をシャワー室に連れていかなければならず、苦労して彼女と入って、ごしごしこすってきれいにしてあげた。他に方法がなかった。彼女はかつて、専用の料理の本を出しているような大きなホテルチェーンで働いており、亡くなる前にそれを一部私にくれたが、私のためにサインもしてくれていた。今でもそれを使っているが、使うたびに彼女のことを思い出す。

しかし、私はニューヨークの寒さがとにかく嫌いだったので、そこにずっといられるとは思わなかった。南部に行きたいと思った。しかもその腫瘍学部門での一年目に、夫と私は離婚した。その後、私の親友の両親が、クリアウォータービーチのすぐ北にあるフロリダ州ダニーディンへ移住した。彼らを訪ねていったとき、その地域が気に入った。

仕事を変えて賃金カットを受け入れる必要がないように、私はそのニューヨークの病院で数年がんばった。その後、ダニーディンへ戻り、そこのメディカルセンターへ行って腫瘍学部門があるかどうか尋ねた。私の面接をした女性は、ニューヨークの病院の私の前任者だった。あまりに信じられなかったので、私たちは面接の間ずっと座ったままスタテン島のことについて話した。「もちろん、ここで働いていただきますよ」彼女はいった。「あなたがいらした病院は知っています。そこの腫瘍学病棟で働いていたこともあります。あなたは私の後任だったのね」私はそのポストに採用され、二年間そこで仕事をした。

その病院の通りをはさんだ向かい側に、外来の放射線・化学療法センターがあって、そこで働いている腫瘍内科医もニューヨーク出身だった。時折、エンパイアステート［ニューヨーク州の俗称］の半数の人たちが、温暖な土地を求めてフロリダ州へ来たと思われることがあった。彼は研究者で、付きあうのが決して簡単な人ではなかった。彼のところの看護師が辞めるときに、彼女から後任に就くのはどうかとの連絡があったが、私は「ノー」といった。

彼女はいった。「どうして？」

「彼のことが好きじゃないの。それに、私は今、三時から一一時のシフトで働いていて、たくさん友だちができたわ。楽しい時間を過ごしてるの」

「この仕事をやらなきゃだめよ。ランチをごちそうするわ」

ランチを食べながら、彼と会うようにすすめられた。

オフィスで、その医師は遠慮なくいった。「君にうちで働いてほしい」日頃の彼は電話をかけると切ってしまうような男だった。必ず電話をかけなおしていわなければならない。「ねえ、いいですか、これはあなたの患者なのよ。彼のケアをしているところよ。私に何をしてほしいかいってちょうだい。これをしてもいいの？」すると彼はいう。「ああ、オーケーだ」彼は、私が電話をかけなおして口論になることをただ楽しんでいた。

だから、私はいった。「第一に、私はあなたのことが好きじゃないわ」

「給料がいくらほしいかいってくれ」彼はいった。

私は三時から一一時のシフトで働いている、私は考えた。そのシフトで稼いでいる金額をいえば、彼は決してそのために無理はしないだろう。そうすれば、そのことを心配する必要がなくなる。だから、私は稼いでいる金額をいった。すると彼はいった。「一時間あたり、それよりさらに一ドル出そう」だから私はその仕事を引き受け、一一年間彼のもとで働いた。彼は、実際にはとてもよい人物だった。気難しくふるまえば、人の関心を引くことができると考えて悪い態度をとっていただけだった。すばらしい人物だった。研究者から腫瘍内科医になった。彼からたくさんのことを学んだ。私は化学療法を担当するようになり、放射線治療を担当するようになった。たくさんの患者たちのために働き、それはすばらしい経験となった。最後には、どれほどすばらしいかをいろいろな人に話して自分の評判を落とすことはやめるように、彼からたしなめられるほどだった。

一一年間その医師のもとで働いた後、私はフロリダ州オールドタウンへ移り、現在そこで暮らしている。ノースフロリダ地域メディカルセンターに勤務しているが、退職したら最終的にやりたいのは、教えることだ。私は思った、まあ、本当にそれがやりたいなら、学校に戻る必要がある。ここでの私の指導者は、修士号を有しており、彼女は上級登録ナースプラクティショナーである。彼女は、私たちの病院のがん治療プログラムコーディネーターだが、患者をみたり、処方箋を書いたり、そして地域へ出て、指導も行う。彼女は、私が学士号を取得するときも支援し、最近も私を後押ししてくれた。「あなたは学校に戻るべきよ。修士号をとりなさい」だから、私は今、ＭＳＮを看護教育で取得することをめざして勉強しており、最終的には看護教育の仕事を探すことになると思う。

二〇〇〇年のはじめ頃、甲状腺がんが再発した。最初にフロリダ州に移住した後に再婚し、最初の治療がうまくいった一カ月後、今度は夫ががんに罹ってしまった。がんそのものは治療してもらったが、胃が痛み、栄養を摂取することができなかった。彼の主治医はホスピスへ入るようすすめたが、私はいった。「ちょっと待って。いい考えがあるわ」その医師は私をじっと見つめた。

「あなたは夫のがんは治癒したといったけど、胃がうまく機能してないわ。だから、胃を取り出しましょう。それはただの貯蔵器だから」

「手術中に亡くなる可能性がありますよ」

「ええ、あなたは夫をホスピスに入れるようにいった。どうしてやってみないの。たとえ手術中に亡くなるとしても、それでも夫には可能性が残されているわ」

昨年夏まで、私はゲインズヴィルのノースフロリダ地域メディカルセンターの腫瘍学部門の臨床コーディネーターをしていて、そこの医師たちと協力しながら仕事をしてきた。彼らが怖いと思ったことはない。だから、他の選択肢すべてを試す前にホスピスへ入るように夫にいうことなど意味がなかった。がんを治したのにもかかわらず、後はただ死ぬのを待つなんてありえなかった。だから、私は医師全員を集めて「これが、私たちがやるべきだと考えたことよ」というと、彼らは賛成した。医師たちは夫の栄養摂取レベルを上げ、手術を行い、そして彼は見事に切り抜けた。

もちろん、彼には、胃のバイパス手術を受けた人たちと同じような食事上の問題が残っている。食道も残っていないので、食べたものが直接、小腸まで行ってしまう。医師たちは、プルアップ［吊り上げ］と呼ばれる方法、つまり胃の一部を伸ばしてそこから食道をつくり出す術式を行った。胃酸が食べ物を消化しないので、かなり大きなサイズのまま腸まで行ってしまう。だから彼には、牛肉のように消化しにくく食べられないものがある。しかし、一二年が過ぎても、夫はまだ私と一緒に生きている。

昨年の八月、私は職場を変わった。七〇の異なる人格を有する七〇人の看護師たちをコーディネートするという難しい仕事に耐えられなくなってしまったのだ。それに加えて、患者のケアという仕事から遠ざかってしまい、変わるべきときだと感じたのだ。現在は、夜勤の看護師として働き、患者やスタッフたちとかかわることがどんなに楽しいことかを再び思い出しているところだ。

看護という仕事は、私にとっては、人に還元することができるものだ。人が本当につらいときを経験するのを、より楽にしてあげることができる。そして、それができると、自分も満足する。私が腫瘍学部門で働いていることを知った人たちはいう。「どうしてそこで仕事ができるの？　とても気が重い場所なのに」私はいう。「こんなふうに考えてみて。私にとって人生で最も重要な二つの瞬間は、この世に誕生する瞬間と天国へ召される瞬間よ。人が生まれるとき、家族は喜び、興奮する。人が亡くなるとき、家族に幸せな人生だったと覚えていてほしくない？　私はそのように考え、そうなるように努力しているの」

## ドクター・アーロン・ジャドキンス
Dr. Aaron Judkins

私は、一九九八年にRNになる前の六年間、テキサス州フォートワースにあるレベル2外傷センターで働いた。しかし、私はフライトナースになりたかった。救急看護でさらに経験を積みたかったので、ERに移り、その後ライセンスを受けたパラメディック〔救急救命士〕になるため、テキサス州保健局に求められたとおり、学校に戻った。マーシーメッドフライトでボランティア活動をすることで、フライト経験を積んだ。二〇〇七年に最優秀の成績でBSNを取得し、現在は聖書学の分野で文学修士号と、聖書考古学の分野で博士号を有している。

看護学生たちにも話すのだが、フライトスーツを着用するということは諸刃《もろは》の剣《つるぎ》である。その理由はこうだ。人々がフライトナースをみるとき、その活動の華々しい側面しかみようとしない。そうした人々が、その仕事の大部分を占める精神的につらい側面を経験することはないのだ。彼らが、生死にかかわる決断をすることはない。フライトナースには、空を飛ぶ機械に乗るというリスクが伴うだけでなく、同時にたくさんの責任があるのだ。自分の命をパイロットやメカニックの手に任せるわけだが、フライト当日は、彼らの調子がよいことを期待するしかない。スリルもあり、とてもストレスの多い環境でもある。

フライトナースの仕事が好きでないと務まらないし、なによりも情熱がなければならない。しかし、絶対対応したくないような恐ろしい出動要請を受けるときだってある。それは、悲惨な第Ⅲ度熱傷かもしれないし、外傷性心肺停止状態の二歳児かもしれない。しかし、あえていうと、そういった出動要請が入ると、それに対応すべく準備をはじめなければならないが、本当に準備万端整うことは決してない。トレーニングすることはできるし、準備することもできるし、求められることはすべてやっているのだが、本当にそれが起こったときに、自分がどのように反応するかは決してわからないのだ。

フライトナースは、自分のコーディネーターである医師のために医学的判断を下さなければならない。実際には自分がライセンスを受けて仕事しているだけでなく、その医師のライセンスのもとでも仕事をしているのである。無線で医師につながっているが、すべての手順を踏めば、決定のほとんどをみずから下す権限もある。本当に医師を呼ぶのは、どちらともいえない状況にある場合である。しかし、それでもフライトナースが全責任を負う。

新人のフライトナースを迎えたときのことを思い出す。彼女はしっかりしていた。抜かりはなかった。彼女のまさに勤務初日、その地域の湖で二人の子どもが溺れた事故があった。二人とも亡くなり、彼女もそれまでだった。ヘリコプターに戻ることさえしなかった。消防車に乗り込むと、彼女はいった。「私には無理です。こんなことできません」時々そういうことが起きる。私は思う。それはお告げだと。それを受けるか、そうでないかだ。ほとんどの人には、フライトナースが経験することを理解できない。

看護師たちも、病院のなかではそういったことを経験するが、たとえば病院へ到着する前にとなると話は別だ。コントロールできない場面、たとえば牧場にいて、機械で腕をもぎとられた農夫に対処している。病院のなかではない。明るい照明も滅菌された区域もない。すぐそこに医師はいない。州間高速道路上にいる。水路のなかにいる。消防士たちが車を切断してドライバーを救出する間、車のなかで逆さまになって、気道を確保しようと挿管を試みている。時には、常軌を逸したことも起こる。

一九八九年に遡《さかのぼ》ると、テキサス州のシャムロック高校を卒業したときは、最終的にヘリコプターに搭乗する看護師になるという考えなどなかった。何がしたいのか、あまりはっきりしていなかった。小さな市場で食料雑貨類を袋に入れる仕事をしていた。その当時、私の時給は三・二五ドルだった。私と一緒に高校に行った友だちが、アマリロ［テキサス州北西部の都市］に引っ越した後、大学へ進学した。彼がある日電話してきた。「やあ、ここのナーシングホームで働いてるけど、時給五〇〇ドルだよ」

私はいった。「えっ、冗談だろ？　時給五〇〇ドルだって？」

「いや、冗談なんかじゃないよ」彼はいった。「血圧を測定して、入所者の水差しに氷水を満たすやり方を覚えるだけでいいんだ——その人たちのために普通のことをやるだけだよ」

「時給五〇〇ドルって、かなりいいな」私はいった。

だから、私はアマリロへ引っ越した。友人と一緒にそのナーシングホームへ看護助手として働きにいき、地元のコミュニティカレッジで教養課程の講義をいくつか受講しはじめた。その施設で、看護の舞台裏がわかった。もちろん、そこは長期ケア施設だったが、そこで働くことによって、看護の仕事にはどのような選択肢があるかがわかった。

私は長期ケア施設にとどまりたくなかったが、看護学校のための準備はしておきたかった。化学、解剖学、そして生理学に合格するために努力しながら、私は思った。やれやれ、難しい講義ばかりだ。微生物学だって？　看護学校を卒業するなんてありえない。しかし、私はがんばって、すべての科目に合格し、一九九一年にアマリロカレッジを卒業した。

テキサス州では、LVN——有資格職業看護師——という准看護師ライセンス［テキサス州とカリフォルニア州以外ではLPNと呼ばれる］があるので、私はその資格をとることにした。看護は、自分にもっともふさわしいキャリアだと信じていた。テキサス州アーリントンのLVN養成学校を卒業した後、ICUのローテーションを経験したが、それで本当に目が覚めた。まったく異なる環境だったこともあって、そこで働きたくなった。しかし、重症治療は当時、RNの資格を必要とする専門分野だった。私は、ジョンピーターースミス病院で働いていたが、そこはフォートワースにあるレベル2外傷センターだった。教育病院だったので、あらゆる経験ができることがわかっていた。

レベル2外傷センターで六カ月間働くことは、その他の施設で一年間働くことに相当するとよくいわれた。

そういうわけで、私はテレメーター病棟で仕事をはじめたのだが、そこでは二次心臓救命処置を学んでいくうえでの基礎を築くことができた。私たちは患者をモニターした――それが私たちの病棟の仕事だった。心臓病患者に対処することによって、本当に基礎的なレベルの重症治療の基本を学んだ。心臓リズムを読みとって、どのように対処するかを学びつつ、そこで三年間働いた。

ジョンピーターースミス病院の重症治療病棟で勤務するには、やはりRNの資格が必要だったが、例外的に日勤に一人、夜勤に一人、LVNを配置していた。だから、テレメーター病棟で三年間働いて、そこでの基本を学んだ後、ICUで欠員が出ると、私は採用された。もちろん、私には十分な基礎が備わっていた。薬のことはわかっていた。薬理学についてもわかっていた。最初にナーシングホームで看護助手として働いた経験から、慢性疾患についてもたくさんのことを知っていた。

しかし、重症治療病棟は、ナーシングホームとはまさに正反対の位置関係にあった。第一に、患者たちの年齢がいろいろだった。第二に、重症治療病棟では、患者たちは心臓発作を起こしていたし、ひっきりなしに外傷患者も運ばれてきた。しかし、たとえ急性期の疾患であっても。患者のほとんどは回復して、退院した。私は、重症治療を経験して、患者に対処しながら、よい結果をみることができたし、自分が判断できて、その場面における結果に本当に影響を与えることができるという事実に満足していた。私は若かった。がむしゃらだった。アドレナリンがほとばしるのが気持ちよく、重症治療をすると本当にそれを感じることができた。常に事態が急変する可能性があり、その瞬間その場に自分がいるのだ。

学生を指導するとき、私は話す。「重症治療の現場で働く看護師がいて、そして重症治療を専門とする看護師がいるが、その二つの間にはとても大きな違いがある」重症治療看護師の場合、土台があって、専門性がある——彼女たちはただの看護師ではない。彼女たちは、自律的に役割を果たす。決断を下すために計器盤に頼る必要はなかった。自分たちが受けとっている客観的で臨床的なデータか、主観的で観察された現象——重要な影響を与えたと観察できた特定の事柄——に基づいて判断した。一見してたいしたことがないと思われるものが、深く横たわっている問題を知らせる鍵なのかもしれなかった。重症治療看護師は、患者の結果に重要な影響を与えるそのような特定の事柄も発見することができる。重症治療看護師になるためには、責任を持って仕事に深くかかわる姿勢が必要だ。なぜなら、下さなければならない、生死にかかわる決断があるからである。

重症治療の現場で仕事をする看護師で、まだそのレベルまで達していない看護師がいる。完全に熟練した状態で仕事に就く者などいない——経験を要するのだ。指導者が必要である。その点まで到達するには、継続教育が必要だ。他の看護師よりも優れた看護師がいる。理解するのが他の看護師よりも早い、飲み込みが早い看護師だ。しかし、ほとんどの看護師は、ＩＣＵに入ってきたとき、そこは彼女たちにとっては未経験の場所だ。彼女たちは、そのレベルまで苦労して進まなければならない。しかし、そのレベルに到達すると、誰が重要な影響を与えている看護師かがわかる。

一九九八年、看護学准学士号を取得した後、私は試験を受けて、RNの資格をとった。それによって、新たな仕事の世界が開けた。そのときまでに、私は重症治療看護師としてすでに六年間働いており、次の目標はフライトナースになることだと決心した。ヘリコプターに搭乗するフライトナースたちが、ダラス＝フォートワース国際空港周辺で活動しているのをみたことがあった。重大事故による渋滞で止められたとき、ヘリコプターが姿を現し、高速道路上に着陸した。彼女たちが男性患者の処置をして、彼を収容し、飛び立つのをみて、私は思った。**あれこそ私のやりたいことだ。重症治療に関してはトレーニングを受けてきたから、私にはあれができるはずだ。**

すぐに私を引きつけたのは、それが病院の外の出来事だったということだ。プレホスピタル〔病院到着前〕なので、完全に独立している。EMS〔緊急医療サービス〕ではさらにそうで、私はテレビで『マッシュ』〔朝鮮戦争下の米国陸軍移動外科病院が舞台のドラマ〕や『エマージェンシー！』〔ロサンゼルスの消防署の救急部隊の活躍を描いたドラマ〕や一九七〇年代はじめのレスキュー番組をみて育った。それらに刺激を受けた。建物のなかで一日一二時間缶詰めになるつもりはなかった。気に入ったのとともに、重症治療を実際にやってきたので、自分のキャリアを次のレベルへ引き上げたかった。

本来、フライトナースを養成する学校はない。そうすると、どうやってフライトナースになればいいのか？　私はただ歩きまわり、いろいろな人たちと話し、助言を求めた。「たぶんERで仕事をする必要がある」たくさんの人たちがいった。「重症治療の分野から出る必要がある。君はそれを経験済みだ。認定を受ける必要がある」

だから、私は重症治療からERへ移ったのだが、そこはかなり異なっていた。重症治療では、細部重視でなければならないので、構造化された場面で仕事をしている。ERは、まったくの正反対で、あまり構造化されておらず、絶えずいろいろな患者たちがやってくる——とても速いペースで。ICUでは何ページもの記録を書くことに時間を費やすことがあるが、そのようなことはない。ERはスピードが速いので、そのような場面で役割を果たすやり方を学ばなければならなかった。それに加えて、私は再び学校に戻らなければならなかった。テキサス州保健局は、フライトナースたちにヘリコプター機内で認定を受けることを求めたので、私は一九九九年にパラメディックのトレーニングを受けるために学校に戻り、その年認可を受けてパラメディックになった。

その後、私はケン・マカリアという男性によって設立された、マーシーメッドフライトでボランティアとして活動する機会を得た。彼は、ダラス・カウボーイズの元ヘッドコーチ、トム・ランドリーの専属パイロットだった。トム・ランドリーががんに罹ったとき、ケン・マカリアは、治療のため彼をヒューストンのテキサス州立大学M・D・アンダーソンがんセンターまで飛行機で運んだ。ケンはその後、マーシーメッドフライトを慈善活動として開始した。それはもはや存在していないが、その活動は本当にすばらしかった。私たちが搬送した患者は、長期ケアを受けている状態の人たちだった。そのニーズが何であれ、ケンは搬送費用を請求しなかった。

私たちは、事前に通知を受けてそれらの任務を遂行した。予定されていたので、どの日にどんな任務で飛行するかはわかっていた。連絡が入って、告げられる。「この日に、誰それのところへ行く任務がある。受け入れ可能ですか?」そして、十中八九、私は引き受けた。ERで一二時間の夜勤をした後、午前七時に仕事を終え、そして三五分ほど車を運転してフォートワースへ向かった。

パートナーのジェフと私は、午前七時四五分頃に離陸前の準備をして、午前八時ちょうどに滑走路から離陸した。当時、二〇代後半だった私は、あまり眠らなかった。一晩中働いて、その後も一日中飛んでいた。ERの勤務がはじまる前に、二、三時間眠ればよかったのだ。ただ一泊せねばならないような任務もあった。カリフォルニア州までのような長時間の任務の場合は、フライト後に一泊して、翌日戻ってきた。しかし、たいていの場合、日帰りでの任務となった。

マーシーメッドフライトの場合、私はターボジェット双発機のセスナ421ゴールデンイーグルで飛んだ。固定翼機だったが、それによって、基本的に必要なフライト経験を積むことができた。当時、私は自分の時間のたぶん半分は、ボランティアに費やした。子どもができる前のことだった。しかし、マーシーメッドフライトが業務を中止した後、私は回転翼のヘリコプターの仕事を得たが、それは九一一［警察・救急車・消防車を呼ぶ米国の緊急電話番号］サービスだった。消防士のように、出動要請を受けた。とても急なスケジュールの変更のなか、出動しなければならない。最初に勤務したのはクリティカルエアーだったが、その会社は売却された。その後、PHI(ペトローリアウム・ヘリコプター社)へ移って、フライト任務に就いた。

航空機の看護師とはまったく異なるので、その環境で役割を果たすことを学ばなければならない。

そこは寒い。騒音と振動がすごいので、聴取するのが難しい。聴覚による警報よりも、視覚による警報に頼らなければならないので、モニターのライトを注視していなければならない。動きまわれるようなスペースはあまりない。高度による生理的変化にも気づかなければならないので、起こりうるあらゆる変化について学ばなければならなかった。

そのうえ、どのように死に対処するかも学ばなければならない。一週間ずっと子どもの外傷患者たちに対処したことがあった。子どもの患者を引き受けると、まったく異なる精神状態になった。人によってはそうではないかもしれないが、私にとって、子どもの患者は唯一の弱点だった。いつも自分に言い聞かせた。大丈夫、今まで子どもの死に対処しなければならなかったことは一度もない。もしそうなったら、ただ対処するだけだ。しかし、死んだのは一人だけではなかった。一週間ずっと続いたのだった。

州間高速道路三五号線上での負傷者多数発生事故が最初だった。離陸すると、連絡が入った。無線で連絡をとりあう消防士が「負傷者多数」と叫んだ。私たちが現場上空に入ったとき、あまり人はみえなかった。ハイウエーパトロールと工事作業員らしき人がみえたが、着陸するとすぐに、大変な状況だとわかった。

メキシコから戻ってくる途中の家族で、満員のワゴン車だった。運転中に父親が居眠りしてしまったのだ。車がひっくり返ったとき、子ども二人が投げ出された。そのうちのひとり、四歳の子は水路に転落し、もうひとりの一〇歳の子も水路に落ちたが、彼はワゴン車の下敷きになった。だから、パートナーと私は、二手に分かれた。

ひとつ奇妙なことがあった。着陸したとき、トルティーヤ［メキシコ料理でトウモロコシ粉をこねて薄く伸ばして焼いたもの］が高速道路上に散乱していたのだ。それが私の記憶に深く刻み込まれている。その様子をみて思った。どうしてトルティーヤが高速道路の上にあるんだろうか？　本当に辺り一面に散らばっている。それから、情報をつなぎあわせてみた。彼らはメキシコから帰ってくる途中で、車には食料品の包みが積まれていて、ワゴン車がひっくり返ったときにトルティーヤが高速道路に投げ出されたのだ。散乱したトルティーヤの上を歩いて、みぞおちの辺りがひどくむかむかしたことを思い出す。

ワゴン車の下敷きになった一〇歳の男の子を、助け出すことはできなかった。彼はまだ意識があったが、英語が通じなかった。消防士が彼のそばにいた。スペイン語の医学用語は少ししか知らなかったが、私は痛みがあるかどうか彼に尋ねてみた。痛みはないと答えた。悪い徴候だった。

その時点で、私は彼の手をつかんで握った。私のいうことはわからなかったと思うが、コミュニケーションが言葉によらないこともある。優れた看護師になるためには、抜かりなく、自主的に行動し、患者のニーズに応えなければならない。それが、ただ子どもの手を握ることを意味するときもある。

あるとき耳にした格言が気に入っている。「命を救うためには看護師が必要だ」医師たちがいて、彼らには自分たちの目的がある。彼らは治療や指示やあらゆることを開始するが、現実には、命を救うためには看護師が必要である。なぜなら、看護師こそが患者と一緒にいるからである。医師たちがいつも出入りするところに、看護師はいる。看護師は、静かなヒーローで、特に救急の看護師はそうだ。静かなヒーローは、ヘリコプターに搭乗するフライトナースである。静かなヒーローは、人が亡くなる直前の最後の瞬間にその人の手を握るホスピスの看護師である。それが看護の思いやりだ。他者を思いやることができないのなら、看護の世界にいるべきではない。

だから、私は彼の手をつかみ、握っていた。たとえ話しかけることができなくても、彼の目を見つめ、もう一方の手で彼の頭をさすった。大丈夫だと声をかけ続けた。もちろん、彼がそれを理解したかどうかはわからない。しかし、自分にできるかぎりの安心と思いやりを彼に与えた。消防士たちが彼をワゴン車から外に出すと、もう一機のヘリコプターを呼んだ。しかし、この子どもたちは結局、二人とも亡くなった。

その翌日、今度は、前部にロールバーのついていないゴーカートに乗っていた九歳の女の子を搬送した。体がむき出しになっているきわめて安全性の低いゴーカートだった。彼女は、自分が住んでいる住宅街のちょっとした坂道を下っていて、止まることができなかった。ブレーキのかけ方を知らなかったか、間にあうようにブレーキをかけなかったかのどちらかだったが、駐車中のトラックの下にもぐり込み、胸が押しつぶされた。

彼女のもとへ駆けつけると、かなり青ざめていた。小さな腹は岩のようにかたく、一言も発しなかった。私は尋ねた。「お嬢ちゃん、痛みがある？」答えはなかった。彼女は首を横に振った。そうだろうとわかっていた。叫び声を上げることも、泣くこともなかった。その青白い顔色をみて、彼女がただ静かだということがわかったとき、ストレッチャーに乗せて、ヘリコプターへ向けて走った。十中八九は助からないだろうと思った。

ヘリコプターの機内には、彼女の母親を乗せるスペースはなかったが、彼女には私のそばにいてもらった。娘を乗せる前に、母親に三〇秒だけ時間を与えた。私はいった。「お母さん、三〇秒だけお嬢さんと一緒にいられますが、その後は離陸しなければならなくなります。しかし、あなたは病院に来なければなりません」それが、母親が生きている娘に会うことができる最後かどうかわからなかったが、誰かの声が聞こえたような気がした。ほんの二、三秒でも、この母親に子どもの手を握らせて。普通なら、私はすぐに患者を収容して離陸していたのだが。母親が娘と一緒にいる最後の三〇秒がとても重要だと思った。そして、母親にそうさせる決断ができて、とてもうれしく思った。

その週は、私にとってつらいなんてものじゃなかった。自分の息子が一年半ほど前に生まれていたせいで、自宅に電話するときなどは、本当に苦しかった。当時、私は看護の世界に入っておよそ一五年間で、何百人もの人たちが亡くなるのをみてきた。たぶん何百人もの人の命を救うこともしてきたが、同時にたくさんの人が亡くなるのもみてきたので、人の死は私にとって新しいことではなかった。しかし、その週に目撃した子どもたちの死は、私の心を打ち砕いた。

だから、勤務時間が終わると、もう遅かったが自宅に電話した。遅くに電話するのは私らしくなかったので、妻がいった。「何してるの?」私はいった。「受話器を持って、息子の頭のそばに置いてくれ。息子の声を聞かせてくれ。受話器を息子の口のそばに置いて、少しの間、呼吸するのを聞かせてくれ」妻はいわれたとおりにして、その後で電話に出た。何があったかを彼女に話すと、私は本当に安心した。

私には、長い間フライトパラメディックを務めてきた友人がいるのだが、彼は本当に適切な助言をしてくれた。彼はいった。「アーロン、私たちがあの子たちをあのような状況においたのではない。私たちは、知っている最高の方法であの子どもたちを助けるためにそこにいる。私たちはできることはすべてやるが、十分でないときもある」その後、彼は私が決して忘れることができないことを口にした。「アーロン、以前に私を助けてくれたルールがある。きっと君にとっても役に立つと思う。ルール・ナンバー1は、人は死ぬ。ルール・ナンバー2は、ルール・ナンバー1を変えることはできない」そして私は思った。もちろん覚えておくよ。私たちは奇跡を起こす人になるためにここにいるわけじゃない。私たちが受けたトレーニングで可能なやり方で、生きる最高のチャンスを彼らに与えるためにここにいるんだ。そのうえで、後は神様次第だ。

その後しばらくの間、私はフライトをやめた。私たちの会社の姉妹機のヘリコプターがある夜アリゾナ州へ飛び、乗員が何人か死亡したのだ。フライトから戻った直後、深夜に連絡があった。連絡ありがとうよ。私は思った。もう寝なくちゃいけないのに。また六時間の勤務があるのに、まったく眠ってないんだ。またフライトが入るかもしれないのに、こんな知らせを聞かなくちゃいけないのかよ。

その後すぐに、私には高校の一年先輩で同じくフライトナースになった友人がいたのだが、彼女が亡くなった。彼女はアマリロサービスヘリコプターで働いていた。ある晩出動したが、天候が急変し、霧が出てきた。子どもの患者を収容して離陸したが、その後電線に接触し、全員が死亡した。EMSとヘリコプターとプレホスピタル——それは、かなり厳しい世界だ。その世界で何が起こっているか、たいてい数時間以内で世の中に知れわたる。だから、私の妻はその両方の事故について耳にした。そのことについての彼女の恐怖を和らげるために、息子が少し大きくなるまで、地に足をつけておくことにしたので、二〇〇五年に私は病院での仕事に戻った。

私がいいたいのは、看護は時に報われない仕事であるということだ。一日中人の命を救うことができる。可能なことは何でもできるが、十中八九、一日の終わりには割にあわないと実感する仕事である。帰宅すると、ストレスがたまっている。立ったままで一二時間仕事をしてきた。食べる時間はほとんどなく、トイレに行く時間もほとんどなかった。帰宅して、眠り、そしてまた立ち上がり、再び同じことをする。栄光のためにそれをしているわけでもないし、金儲けのためにそれをしているわけでもない。この仕事をするためには、他者のために働く情熱がなければならない。

しかし、否が応でも、私にはその情熱があり、アリゾナ州のエアロケアメディカルトランスポートチームで、フライトナースとしてナバホネイション［アリゾナ州北東部、ユタ州南東部、ニューメキシコ州北西部に位置する、ネイティブアメリカン準自治領］のために仕事をしている。米国のフォーコーナーズ〔米国西部、ユタ州、コロラド州、ニューメキシコ州、アリゾナ州の境界線が一点に交わった地点〕地域に固定翼機で医療搬送を提供し、エアロメディカルの本部があるオクラホマ州タルサでも活動する。これまでの人生で決して出会うことがなかった人たちをケアしながら、本当に幸せな時間を過ごし、その人たちのことを知るようになるときもある。それはすべての人たちではないが、本当に楽しいことである。ところで、私が決めているルールは次のとおりである。

【アーロンの看護のルール トップ10】

1. 人は死ぬ。
2. ルール・ナンバー1を変えることはできない。
3. うまくいかないことは、うまくいかない（マーフィーの法則）。
4. 疑わしい場合は、行動せよ。
5. もし自信がないなら、それを調べよ。
6. モニターを治療するな――患者を治療せよ。
7. 医師に連絡するべきだと思うなら、おそらくそうすべきだ。
8. 患者の状態とバイタルサイン、あるいはそのどちらかの変化は必ず医師に知らせよ。
9. もしそれを記録しなかったのなら、それは起こらなかったということだ。
10. 自分が扱ってほしいように他者を扱え。

## ニコル・ショーンダー
Nicole Shounder

一九九五年に空軍を去った後、私は派遣看護師としてさまざまな場所で働いてきた。厳重に監禁される、中程度の警戒が必要な捕虜収容所や、フレッド・ハッチンソンがん研究センターの骨髄移植病棟で看護師として働いた。FEMA〔連邦緊急事態管理庁〕の国家災害医療システムに所属して、ハリケーン・アリソン〔二〇〇一年六月〕に襲われた後のヒューストンへ、ハリケーン・カトリーナ〔二〇〇五年八月〕とハリケーン・リタ〔二〇〇五年九月〕に襲われた後のルイジアナ州へ派遣された。海上看護のキャリアを、マースクライン〔世界最大級のコンテナ船会社〕が運行するUSNSインペッカブルという潜水艦監視船〔音響測定艦〕で開始した。その後、アデン湾やソマリア沖で海賊を追跡する船を支援する船で働いた。現在は、USSポンセ〔ドック型輸送揚陸艦〕で活動している。

私はもともと根っからの旅好きだったのだが、これまでの人生はなんて長くて奇妙な旅だったのだろうか。私の父親はかつて空軍に所属しており、母親は父親が駐留している基地で行政事務の仕事をしていた。私たち家族は、私が生まれた一九五〇年代後半から一九七〇年代半ばまで、あちこちを飛びまわった。アラスカ州の二つの基地、テキサス州の基地、オクラホマ州の基地。デラウェア州ドーバーでは、長期間楽しく生活し、その後父親はペンシルベニア州ランカスターで退職した。

一九七〇年代はじめにドーバー空軍基地近くで暮らしたことは、私にとってとても刺激的だった。私は、アルミニウムスーツケースと呼ばれるもの――ベトナム戦争から戻ってきた空輪用棺《ひつぎ》――をみながら育った。そのとき、私は思った。もしあれが死亡した人の数ならば、ああ、なんてことだ、何人の人が今怪我をしているんだろうか？　だから、衛生兵になりたいと思った。そうすれば、兵士たちが死亡する前に助けることができた。それから、衛生兵の寿命がどんなに短いものかがわかり、私は思った。いや、もしもっと長く生きれば、ことによると他のところでもっとたくさんの人の命を救うことができるかもしれない。

ランカスター［ペンシルベニア州］で、マンハイムVFWボランティアアンビュランスアソシエーションに加わり、一九七七年にマンハイムセントラル高校を卒業する前に、私はすでにEMT［緊急医療テクニシャン］だった。翌年、空軍に入り、テキサス州で基本的な医療トレーニングを受けた。最初に、メイン州北部にある戦略空軍総司令部のローリング空軍基地に配属された。まだ性別適合手術を受ける前、もともとすぐに熱くなる男だった私は、男性だけを対象とする空軍パラレスキュープログラムに応募する計画だった。しかし、私の父親は、自分の友人たちがあまりにもたくさん戦争から戻ってこないのをみてきたので、その考えをやめさせた。だから、私はテキサス州ウィチタフォールズに移って、ＩＤＭＴと呼ばれる独立任務医療テクニシャンになるために勉強したが、それはひとりの人間の外観をした移動病院のようなものである。私たちは、診療呼集、患者の治療、予防注射、そして簡単な歯科治療のやり方さえ学んだ。IDMTの学校は、私のなかにある看護の種が育ったところだった。

最終的に、私は空軍コンバットサバイバルスクールでの特別任務に選ばれたので、ワシントン州に移った。スポケーン〔ワシントン州東部〕近くのフェアチャイルド空軍基地で、SERE——生存、回避、抵抗、脱出——のトレーニングを受けた。そこでサバイバルインストラクターと一緒に活動し、米国のどんなアドレナリンジャンキー〔アドレナリンが分泌されるような危険な活動などがやめられない人〕でも満足させるたくさんのスキルを身につけただけでなく、パラシュートの使い方や、その土地のものを食べて暮らす方法を学んだ。

しかしながら、軍備削減に関する文書が軍隊の壁に掲示してあるのを目にして、まだ資金援助がある間に看護の学位を取得したくなった。その時点で、一三年間にわたる軍事教育とトレーニングを受けていたので、それによって遠隔教育プログラムに入学したときたくさんの単位認定を受けることができた。六カ月間の民間人としての移行支援期間に、看護准学士取得に必要なすべてのコースを終え、サンディエゴでの臨床実習にも合格した。

＊＊＊＊＊＊＊＊＊

看護師免許がおりる前に、私はワシントン州タコマにある聖ジョセフ病院の外来がん病棟で医療助手として働いていた。ちょうどその頃、私の家族関係はとても希薄な状態だった。私は、自分の性別適合手術をどうするかを決断する最終段階にあった。聖ジョセフ病院で働いていた看護師たちは、私のスキルや働く意欲についてとても理解があり、感謝してくれていた。私たちは互いのことがかなりよくわかるようになっていたので、彼女たちは私と私の家族の状況が極限に近づきつつあることを理解していた。ある日、看護師長が私を脇へ呼んでいった。「いいですか、私たちはあなたのことを尊重しています。あなたにここにとどまって働いてほしいけど、曖昧にしておくのではなく、はっきりと決断してもらわないといけないわ。看護師のなかには、かなりピリピリしている人もいるのよ」

基本的には、私に従業員援助プログラムで二、三カ月休暇をとって、やらなければならないことを解決してほしいと、彼女はいっていた。「もしできないのなら、そして何も変わらないのなら」彼女はいった。「たぶんあなたにここを去ってもらわないとならなくなる。ところで、もしあなたが人の考えを本当に尊重するなら、ここの看護師一二人中九人が、ニックよりもニコルとしてのあなたが本当に好きなのよ」

＊＊＊＊＊＊＊＊

性別適合手術を受けた後、看護師免許を所持して、私は派遣看護師として働きはじめた。おそらく、一九九〇年代後半当時は看護師供給が過剰だったので、以前医療助手として働いていた病院でフルタイムのRNとして雇ってもらうことはできなかった。しかしながら、空軍でIDMTをしていて、救急医療について知っていたので、そしてすでにACLS［二次救命処置］の認定を受けていたので、私はその派遣看護事業所を通じてすぐにテレメーターステップダウン病棟［ICUよりランクが下がったモニターだけの病棟］で、少し経ってからはICUで仕事をする資格があると認められた。文字どおり、私は、病棟看護師の代わりをしていた長期ケアの環境――薬を渡し、処置をして、一日のメディケア［高齢者保健医療制度］のケアプランを検討する――から、神経・移植医療ICUの休暇取得中の看護師の勤務時間帯を埋めるレベルにまで飛躍した。

事業所の所長とは、スケジュールについて合意していた。一週間のうち四〇時間は必要とされるどんな仕事でも引き受け、それ以上オーバータイムとなるようなところに行くケースについては私が選ぶというものだった。私は、州間高速道路五号線を一度におよそ一三〇キロメートルかそれ以上の距離、いろいろな施設へ行ったり来たりしていたが、それは容易なことではなかった。しかし、私が特にうれしかったのは、正規のスタッフとしてもらえるよりも、臨時スタッフとして日割りでもらうほうが、賃金が多いということだった。最終的に、私はフレッド・ハッチンソンがん研究センターの入院患者病棟で、臨床リサーチナースとして、もっと長い期間雇われた。ICUの患者が、それまで経験したことがないほど急増したため、長期体制で少数の看護師を雇用する必要があったのだ。

フレッド・ハッチンソンがん研究センターに在職していた頃に、死に至る過程に対する私の見方が変化した。その仕事をする前は、自分の役割は、主に人が健康になって人生を前に進んでいくのを手伝うことだと考えていた。しかし、人が終末期の診断を受けたとき、その役割は変化しなければならなかった。そこにいたとき、ホスピスと緩和ケアの重要性を理解するようになった。どのようにしたら、人生の最期を患者とその家族にとって穏やかでたしかなものにしてあげられるだろうか？　どのようにしたら、安らかな死を遂げさせてあげられるだろうか？

ある娘が、自分の父親のためのＡＣＬＳを中止する決断をしなければならなかったときの状況は特によく覚えている。移植による合併症が、彼の体を苦しめていた。医師は、いくつかの選択肢があることを彼女に説明し、最も根治的な処置でさえも生存の確率は三〇パーセントだと判断した。しかし、その三〇パーセントが、彼女の心のなかでは九〇パーセントに拡大していた。なぜなら、彼女にはそう信じる必要があったからだ。どのようにしたら、父親が現実に置かれている状況を彼女に理解してもらえるだろうか？　そして、どのようにしたら、必要な信頼関係を築くことができるだろうか？

患者の家族と信頼関係を築く――つらい事実を伝えながらも思いやりを示す――ことの基本について議論するなんて人間味がないと思われるかもしれない。それは、本能に基づく無意識な行動であるべきだからだ。しかし、相手が誰なのかをほとんど知らないまま、一日に数回その思いやりのある仕事をしなければならないときには、その基本が重要になる。ある意味では、機械的な側面がある。あなたは、自分が話しかけている人よりも物理的に低い位置をとるようにしなければならない。その人があなたを見上げるというよりも、見下ろすようにしなければならない。近距離で話しかけなければならない。デスク越しではだめだ。もしその人たちが身体的な接触を必要としているなら、あなたに手が届くようにしなければならない。そういったやり方が必要なのだ。

しかし、機械的な側面は、人の心とか魂に触れることはない。もしその瞬間に話すことが、心底からの、思いやりのある、そして誠実なものでなければ、それはためになるというよりも害になる。彼女の父親がベトナム戦争に参加したことを知っていた私は、彼はどんなことに対しても兵士のように強くなれるだろうといった。彼は自分自身に関心を示すことなく、家族のために重荷を背負い続けた。それまでずっと自分の仕事をしたり家族を支えたりしていたときと同じように。しかし、その重荷があまりにも大きくなりすぎるときが来るだろうし、そのときはかなり近づいていた。

教練教官のように「立ち上がれ、続けろ」と叫ぶのは、彼の重荷をそれ以上軽くすることにも、彼の脚をそれ以上強くすることにもならない。ある時点で、父親は自分が与えられるものはすべて与えたのだという事実を、彼女は尊重しなければならなくなるだろう。私は、テクノロジーを使えば、かなり長期間彼の体を動かしておくことができると彼女に伝えた。たとえ彼が彼女に「おい、できることはすべてやってくれ。お前のために俺はいなくちゃいけない」というときがあるとしても、彼女は彼がやめるのを手助けしなければならなかった。つらかったかもしれないが、彼女は理解して、私に感謝してくれた。

もっとも、思いやりが看護師を苦しめることもある。自分を傷つきやすくすればするほど、燃え尽きる可能性が高まる。なぜなら、その強烈な感情がつきまとうからである。共感すればするほど、私の経験では、重苦しくなる可能性がある。二、三カ月後、私はそのがん研究センターから出なければならないことがわかった。

その頃、FEMAと国家災害医療システムが設置したボランティアプログラムについて学んでいた。九・一一後、そして米国中を恐怖に陥れていた炭疽菌の恐怖に対して、同じような生物が関係した緊急事態に対応するための連邦災害対応チームの準備を推進する動きがあり、天然痘予防接種プログラムが復活した。災害チームは、緊急事態に対応するために、予防接種を受けることになっていた。私が志願すると、フレッド・ハッチンソンがん研究センターの人たちはショックを受けて激怒した。なぜなら、患者たちに天然痘伝染の可能性がゼロであることを保証しなければならなかったからだ。

末期患者たちに対処する月日にすでに疲れ切っていたので、がんセンターの看護部長から、その注射を先に打って、彼女がいうところの「生命とケアについてのより高い哲学」があるかどうか尋ねられたとき、私は答えた。「もちろんです。だからERに移ってそこで働くことにします。予防接種を受けて、私たちの国が危機に直面した場合にいつでも対応できるように」

＊＊＊＊＊＊＊＊

救急部門にいた四年間は、一週間に一二時間の夜勤を六回して、次の一週間がオフという勤務体制だった。しばらくの間は、それで十分だった。その後、捕虜収容所の看護師として短い期間働いた。仮採用期間の最終日まで続けて、私はそこを去った。私のジェンダーの問題が原因ではなかったし、私のする仕事は気に入られていた。そこの仕事が私にはふさわしくないと考えられたのだった。

空軍サバイバルスクールで私が受けたトレーニングには、捕虜収容所で偽装する捕虜にかかわることが含まれていたが、そこで私は看守たちに偽装の見破り方を教えた。だから、収容所で、もし誰かが腹を刺して、静脈点滴か注射をして安定させるために呼ばれても、状況を見極めて、こう告げることだってある。「違う。あなたは、本当は刺してなんかない。ごみ入れにティッシュがたくさんあって、痰がたくさんついてたけど、他に何もおかしいところはなかった。あなたたちがよく使う手だ。でも、なかなかやるじゃない」

収容所の看護部長は、辞めさせて本当に申し訳ないといった。もし私が矯正施設以外のところへの推薦状を依頼したら、彼女は私を絶賛する前向きな推薦状にしてくれるつもりだった。「収容所のケアに戻ってはだめ」彼女はいった。理由を尋ねると、彼女はいった。「率直にいうとね、ニコル、あなたは収容所の看護師よりも、むしろ優秀な刑務官になれると思うわ。いつ暴動が起こってもいいように、みんなあなたに勤務していてほしいそうよ」私がそこを去って一年くらい経ってから、案の定、庭で暴動が起こり、二、三人が重傷を負った。

＊＊＊＊＊＊＊＊

ハリケーン・カトリーナとハリケーン・リタが襲来中、ワシントンワン災害医療援助チームと一緒に、ルイジアナ州の聖チャールズパリッシュ病院でボランティア活動をした後だから、もう水にはうんざりしてしまっただろうと思われるかもしれない。しかし、そのとき、二〇〇六年に、私は商船員資格を取得して、商船に乗船する看護師、海軍の衛生下士官、そしてジュニアアシスタントパーサーになろうと考えていた。その時点で船遊びは数年来の趣味だったので、沿岸警備隊補助隊とも一緒にボランティアとして活動した。

その講習を受けているときに、自分のボートを片づけていると、きついスコットランド訛《なま》りの男が近づいてきて、私が救急部門の経験がある看護師だということを耳にしたといった。「もし海上にいるのが好きなら、私は船を所有している」彼はいった。「ザ・ノーザンイーグル号で、ベーリング海でのトロール漁に出かけるんだ。君にぴったりだと思うが」

「それはすごい」私はいった。「でも、私はあなたのことなんか知りませんよ」その後やってきた人たちがいった。「あいつはキャプテン・サンディ・リッチーだよ。シアトル郊外で最大のトロール漁船のひとつを所有していて、君に仕事を持ってきたのさ。あの船での仕事を手に入れるために、みんな長蛇の列をつくっている」グーグルで検索してみると、案の定、それは全長約一二二メートル以上で、乗員は二〇〇人という船だった。ちょうど商船員資格を申請したときだった。しかし、それが届く前に、キャプテン・リッチーから出港するところだという連絡が入った。半年後にもう一度連絡をもらうことになった。

その間に、私はもう一度トレーニングを受ける必要があった。平日はERで仕事をして、IDMTの資格証明書を再認定してもらうために、週末には飛行機でサンディエゴに移動するという生活が一カ月半続いた。それに加えて、私は商船救急医療認定に必要なものを更新しなければならなかった。緊急用医薬品キットにはじまり、消火活動、ヘリコプター墜落救助、船の側面に開いた穴の被害対策なども含まれていた。その他にも、有害生物駆除、食品検査、食品施設検査、家畜伝染病や熱帯病の分野で——顕微鏡のスライドでマラリアを識別することまで——再認定される必要があった。

証明書などの書類が届くと、私は海上での仕事を探しにいった。結局は、マースクラインが運行する全長約八五メートルの潜水艦監視船USNSインペッカブルに乗船することになった。それは巨大な水中音波探知ブイの役割を果たした。乗組員は四五人で、一度出動すると、数カ月の間、医療ケアや歯科ケアが必要となった。インペッカブルは、私がIDMTの学校で学んだ歯科の技能を復習しなければならない場所ともなった。

たとえば、海がやや荒れている日に、ある現役水兵が、ムーンプール——器具を通して下ろす船の穴——の上にある器具を据えつけていた。そこにブロックと滑車装置が滑ってきて彼の顔を直撃した。幸いなことに、彼はさっと身を引いたので、唇にあたって歯の前の部分が削りとられるだけで済んだ。あまり出血はしなかった。トレーニング開始以来、歯に関しては初仕事だったが、そのことは彼にいわなかった。彼の顔の前部に麻酔をかけ、他の歯も損傷を受けていないかすべて調べた。破損していない横の歯にあうように埋めて成形することができ、港に入るまでの二週間、何の問題も生じなかった。ものすごく劇的というわけではなかったが、とにかくうまくいった。

マースクラインの仕事は六カ月勤務で六カ月休みだったので、すぐに私には二つ目の海上での仕事が必要となった。キャプテン・リッチーに電話した。「あの勤め口にまだ興味があります」ちょうどよいタイミングだった。ザ・ノーザンイーグル号で六カ月間ベーリング海に出かけた。私たちは本当にプロビデンス聖メアリーメディカルセンターへも行ったが、そこは『ベーリング海の一攫千金』［ベーリング海のカニ漁を追ったドキュメンタリー番組］が撮影された場所だった。激しい旅だったが、十分な報酬があった。シアトルへ帰ってくると、私はインペッカブルに戻った。

＊＊＊＊＊＊＊＊

海に出ると、その途中でちょっとした成功によって喜びや慰めを得ることになる。紅海の真ん中で脳卒中を起こした四八歳の男性を、船を降りるまでずっと安定させておかなければならないことがあった。たくさんの人がそれは仮病だと考えていたとしても、早期発見によって彼を安定させることができたのは誇りに思う。それはUSNSロバート・E・ピアリーで起こった。北極探検家の名前にちなんで名づけられた海軍の艦船としては四隻目で、軍事海上輸送司令部の一四隻の貨物弾薬補給艦のひとつだ。全長ほぼ二一三メートル、乗組員一七〇人のまさに怪物で、私をはじめて、ソマリア沖、ペルシャ湾、アデン湾へ運んだ。その仕事をしながら、次のフレーズを思いついた。「私は海賊を追跡する船を追跡する」私たちの船は、駆逐艦に対して、食糧、燃料、そして戦闘配置についたままで海賊対策ミッションを継続するのに必要な物資を提供したのだった。

私は乗船していた唯一の医療責任者で、彼の発作がはじまったとき、彼のすぐそばにいた。彼の顔に小さな麻痺が起こりはじめるのがわかった。記録のなかで医師に書いているように、「彼の顔が私の目の前で溶けるようになるのをみた」すぐに彼を横にして、ストークスバスケット［ワイヤーバスケット型ストレッチャー］に入れた。八人がかりで一続きの階段を四つ下りて、病室へ運び、必死になって走りまわり、フォーリーカテーテル［尿道カテーテル］を挿入し、静脈点滴を開始し、酸素を供給し、最善を尽くして発作の進行を監視し、電話で連絡をとりながら、その船の衛星ラジオを使ってヘリコプター出動の要請をした。

やっと、私たちは彼を船から救急ヘリで運び出した。彼は一カ月間アラブ首長国連邦の国立病院に入院したが、そこで彼が二度発作を起こしていたことが確認された。その病院でさらに安定化が図られてから、空路で米国へ搬送された。相当なリハビリの末、彼は私が乗っている船に本当に復帰した。彼は感謝して、私がどれほど有能であるかを乗組員たちに得意そうに話した。もちろん、心温まるものであったが、私はまた発作が起きるかもしれないとただ心配していた。

現在、私はUSSポンセに乗船している。昨年、この船は、対機雷作戦を支援し、第五艦隊作戦のミッション支援艦として活動するために改修された。私たちはペルシャ湾にいて、軍事作戦や人道支援のための国防総省の第一浮動基地の役割を果たしている。私は乗船している医療サービス責任者だが、同僚の独立任務衛生兵がいることもある。基本的には、他の船の乗組員たちのためにやってきたことを、この船の乗組員のためにやっている。私はレゴ［ブロック玩具のブランド］のような存在だ。つまり、どこに行こうと、何に対して責任があろうと、私は同じ役割を果たすことができるのだ。その船がミッションとしてすることは何でも、私の生活の質を変え、味わいを添える。

＊＊＊＊＊＊＊＊

私が派遣看護師として病棟で働いていたときに看護学生たちに伝えた方法がある。それは、物事を心のなかで生々しく考え抜けということである。『CSI：科学捜査班』［警察ドラマ］や『NOVA』［科学番組］やその手のテレビ番組はたくさんあるが、そのなかでは起こっていることを生理学的にみせてくれる。それが外傷——銃弾が組織を切り裂く、切断する、損傷する、突き刺さる

——を扱った番組でも、ヘビ咬傷《こうしょう》がテーマで、神経毒は伝染するといった番組でも、起こっていることを、細胞レベルで生き生きと伝えてくれるのだ。それらの番組からは、メンタルなテクニックを学ぶこともできる。アセスメント［収集した情報をもとにした評価］をするとき、体組織をすべて一度に想像して、個人に起こっていることの全体像を把握しなければならない。そうすれば、それがどのように展開していくか予測することができる。なぜなら、心のなかでそれがみえるからだ。

第二に、働いている組織から問題志向型看護アセスメントを期待されているからといって、それは体組織すべてをカバーしながら、すごく急いで二分間ぶっ通しで患者をアセスメントすることができないという理由にはならない。学生には、かなり急いで基本を学ばせることができる。つまり、頭蓋および顔面のことを、目を細める、顎を動かす、舌を突き出す、肩をすぼめる、手をつかませるといったやり方で学んでもらう。顔面とその周辺の基本的な部分を最初に片づけさせるのだ。

次に、肺、心臓、腹部の音を聴く。そこから、皮膚のアセスメントで締めくくる。これらの部分を急いでカバーできれば、患者が示している問題だけでなく、他の問題もいくらでもカバーできるのだ。基本的に、それは患者を受け入れる際のインテークアセスメントと呼ばれるやり方である。そのやり方に慣れてくれれば、患者が罹っている可能性がある疾患に対して先手が打てるかもしれない。自分なりのシステムが開発できれば、それは第二の天性となるだろう。

私は、伝統的に独立した任務衛生兵の役割である仕事に看護を取り入れることを好んできた。私は、ホリスティックアプローチを自分の提供する保健医療に組み入れようとしており、よりよい予防的医療を海上文化に統合する試みをしている。また私は、人が健康を維持するために必要なことを理解したり、辺鄙《へんぴ》な場所で自分自身の健康を守る方法を理解したりするのを手助けするために働いている。私は、こういったことが、文字どおり世界中でできる仕事であると同時に、本当に必要とされる職務を果たすために適用できる仕事であることを示す生きた手本である。

## タミー・ウォーレン
Tammy Warren

テキサス州サンアントニオにあるブルック陸軍メディカルセンターの女性内科・外科病棟に配属された衛生兵として経験を積んだ結果、私は看護師になった。陸軍の実践看護師プログラムでトレーニングを積み、血液学・腫瘍学病棟を担当する上級ＮＣＯ〔下士官〕になった。カンザス州フォートレヴェンワース基地のマンソン陸軍ヘルスセンターの患者安全マネージャーとして働き、その後、マンソン家庭医療クリニックの現在の職に移った。

カンザス州レヴェンワースは、私の生まれ育ったところだが、刑務所があることでよく知られている。中程度の警備のレヴェンワース連邦刑務所、合衆国陸軍刑務所という陸軍唯一の最高セキュリティの刑務所、そして二〇一〇年に開所した中西部共同地域矯正施設がある。それは、拘禁前施設である。拘禁されるのを待っている姿をテレビで見かけることがある人たちが、ここレヴェンワースで座っているかもしれない。その多くは、ＣＮＮテレビによく登場する。

家庭医療クリニックに戻る前に、私はマンソン陸軍ヘルスセンターの患者安全マネージャーを務めたが、そこはフォートレヴェンワース基地の外来診療施設だった。私たちは外来患者専用施設で、整形外科手術、婦人科手術、耳鼻咽喉科手術、そして一般手術を行った。すべて日帰り手術で、手術を受けた患者は、午後四時三〇分から五時までには帰宅する。

その仕事では、多くのことをスタッフに伝えて指導した。毎月、新人スタッフ向けのオリエンテーションがあるが、そこでプログラムの概要や国防総省患者安全プログラムとどのようにして提携するかについて説明し、患者に安全なケアを提供するために私たちが共有する目標について話した。それから、徹底的に追跡調査をした。スタッフを観察するために動きまわり、彼らに私たちの指針に従うように奨励したが、その指針は、二〇〇三年に医療施設認定合同機構が制定した全米患者安全目標と提携している。そして、私たちはどのようにしたらもっとうまくその目標に達することができるかについて、司令部にフィードバックしただけでなく、マンソンのスタッフ全員がその目標を意識する必要性があることをスタッフに対して説明することもした。

かなり退屈な話に聞こえるかもしれない。なぜ私たちは患者の安全という目標に関心を持つべきなのか？　単純な例がある。私たちのところは軍事施設なので、多くの人たちは、ここで診療してもらうためには軍人身分証明書が必要だと考える。たしかに、ここで受益者になるためには、軍人身分証明書が必要である。だから、それさえ提示すれば患者確認は終わりだと考える人たちがいるが、フルネームと誕生日を確認するには不十分である［運転免許証やパスポートなどの提示が必要］。軍人身分証明書は、恩恵を受ける資格があることを確認するためにしか使用できない。小さなことのように思われるかもしれないが、私たちが処置を施すとき、注射を打つとき、あるいは薬を処方するとき、間違いのない患者だと確認するのは重要なことである。それがその目標のひとつだ。

みたところ小さな例がもうひとつある。何か薬を服用している場合、それら薬のリストをいつも持ち歩く必要があるだろうか？　そうすべきである。なぜなら、緊急事態のとき、もし話すことができなければ、何を服用しているか判断できるからである。そのようにして、治療中に薬物有害相互作用を避ける可能性がより高まり、生命をうまく救うことができるのだ。

個人的な話になるが、私の父親は、心臓病の薬を服用している。最近私のところへ来たとき、父は頻繁《ひんぱん》にめまいを起こしていた。彼は、ステントで血管を広げるカテーテル治療の順番を待っていて、めまいをそのせいにしていた。それは本当に彼を衰弱させるものだった。だから、私は母親に、父が服用している薬のリストを見せてくれるように頼んだ。わかったのは、主治医が薬を変更したのに、父は三カ月前に出された薬をまだ飲んでいたということだった。生活費は決まっていたので、彼は無駄遣いできず、古い薬を使い切ろうと思ったのだ。それは問題だろうか？　問題だ。なぜなら、薬ということになると、たくさんの可能性があり、ERで徹底的な処置をすることになる場合だってあるからだ。それどころか、薬物有害反応は、他のどんな保健医療の問題よりも患者を傷つける。

患者の安全に関する目標に関係してもうひとつ重要なことは、自殺である。国防総省は、軍における自殺が急増していると発表した。昨年は、戦闘で死亡した兵士よりも、みずから命を絶った兵士のほうが多かったという。だから、自分自身か他者を傷つける危険性がある者を見分けることが必要となる。帰還してくる兵士の多くはＰＴＳＤに苦しんでおり、明らかに自殺するリスクがあるので、クリニックで面会するときはまず簡単な質問から開始する。「今日の気分はどうですか？」とか「最近、悲しいことや気分が沈んだことはありますか？」あるいは、もっと単純に「元気？」

そういった質問のひとつに対する反応は、別の質問につながるだろう。気分が沈んでいるかどうかについての質問にただイエスと答えれば、ただちに注視しておく必要があるだろう。なぜなら、ほとんどの人たちはその質問に誠実に答えないからだ。調子はどうかと尋ねれば、「元気ですよ」というだろう。人はたいていの場合、本当にどう感じているか話さないものなのだ。

うまくいく秘訣は、どんな日でも兵士たちがどんな調子なのかについて、私たちが心配していることを彼らに納得させることである。それは、尋ねるかどうかの問題ではない――尋ね方の問題である。彼らが廊下を歩いているとき、彼らを観察することだ。彼らは、足を引きずり、肩をすぼめながら、頭を垂れて歩いているか？　もし私たちスタッフのメンバーが、ひどく取り乱している状態の兵士を見かけたら、何かをいうべきだ。もし彼らがたまたま昼食からの帰りに、明らかに困っている患者のそばを通りかかったら、いったん立ち止まって手助けする必要があるかどうか尋ねるべきだ。私たちは、周囲で起こっていることにみんなして気づけるように励ましたり、力を与えたりするようにしている。

団結精神を保つために私たちが重要だと考えて軍隊でやっているのは、日常の挨拶をするということである。私は、見かけたらいつでも、「やあ、元気？　おはよう」と声をかける。それは自分のことではない。相手のことである。人はよく考えて接触するか、そうしないかのどちらかだ。もしよく考えて接触しないのなら、それはどこか具合が悪い可能性がある。ただ日常の挨拶をすることによって、誰かの一日を変えることもできるのである。

二〇〇四年、私は二〇年在籍した軍隊から退いた。いくつかの点で、その生活がなくなってさびしい思いをしている。そういうわけで、いまでも陸軍基地で働いているのだと思う。私はまだ高校在学中に入隊したが、それは父親から離れたかったからだ。私はクロスカントリー競技とトラック競技をしていた。父親は、私が所属するクロスカントリーとトラック競技チームの友人たちが好きではなかったので、私に会わないようにいった。それは、私には理解できないことだった。父親のルールは、私が信じていたものや私が自分で望んでいたものとは相容れなかったので、配慮して、私は家を出るのが最善の道だと思ったのだった。

九月に入り、最終学年がはじまるときに、私は家を出て、ウェンディーズ［ファーストフードレストランチェーン］で、パートタイムで働いた。ウェンディーズの給料でも家賃が払えるくらいのアパートがあった。月額一八六ドル――私が稼ぐほとんど全額――だった。幸いにも、姉が食料雑貨の入った袋を持ってきて、スペイン語の授業を受ける教室の私の椅子の下に置いておいてくれた。ヴェルヴィータチーズ［プロセスチーズ］の塊をくれる友人もいた。ウェンディーズでは、当時唯一再生利用していなかったのは、ポテトだった。現在は再生利用している。しかし、当時はそうしていなかったし、食べ残しのチキンフィレも時々あった。それも再生利用していなかった。ともかくも揚げたものはそうしていなかった。だから、店を閉めるときには、私はベイクドポテトをもらい、運よくチキンのことを忘れるスタッフがいるときにはそれももらった。ベイクドポテトのつくり方は驚くほどたくさんあって、特にヴェルヴィータチーズを使ったものはそうだ。振り返ってみると、私はあまり物に不足したことはなかった。アパートがあったし、自転車があった。自転車で通勤も通学もした。ホットチョコレートチューズデーもあった。ホットチョコレートチューズデーとは、毎週火曜日には祖母がやってきて、一緒にテーブルについて、ホットチョコレートを飲んだ後、学校へ送ってくれるというものだった。

しかし、クリスマスまでにはお金が底をついたので、陸軍に入隊した。早期卒業の許可を得て、一月三一日に卒業した。新兵募集担当者に連れられて郵便局へ行き、そこで試験を受けた。高得点だったので、仕事は何でも選ぶことができた。トラックの運転手を選んだが、当時それは64チャーリーと呼ばれる部隊の所属だった。私は思った。まあ、父がトラック運転手だったから、たぶん自分もトレーラートラックは運転できるだろう。トレーラートラックなんか一度も運転した経験はなかったが、父親譲りでできるはずだ。

しかし、インディアナポリスの軍入隊処理事務所からの帰り道、吹雪に巻き込まれてしまい、Kカー［クライスラーの小型車］で二、三回スピンした。そして、こんな天候じゃトレーラートラックを扱うことはできないなと考えていた。そこで、64チャーリーを91ブラボーと呼ばれる部隊に変更してもらったのだが、それは衛生兵の部隊で、グラウンドホッグデー［二月二日、春の到来を占う日］に実際に従軍し、サンアントニオのフォートサムヒューストンへ派遣された。

父親は、反抗していた私が入隊することに同意しようとしなかった。父は「俺が親なんだから、お前は俺のいうとおりにしろ」と考えられていた時代に育った。そして、人前に出ることをとても嫌がった。父のことはあまり知らなかった。どのように育てられたかも、その背景も知らなかった。何に関しても、私にはあまり伝えてくれなかった。しかしながら、私が一八歳を過ぎ、兵籍に入った後、父が陸軍で働き、朝鮮戦争時、韓国に駐留していたことを知った。結局のところ、私たちは一緒に座って、どうして物事がそのように起こったかという理由について議論したことなどなかった。ただ決断し、前へ進めば、そうした決断を受け入れる方法が見つかるものだ。

ＡＩＴと呼ばれる高等個別訓練を終えると、私はサンアントニオに残った。少数の女性衛生兵が残って、ブルック陸軍メディカルセンターで働く必要があった。それは、私がはじめて看護を経験する機会となった。私が仕事をした四二Ｅは、女性外科病棟で、そこの看護師長はミセス・トラフィカンテだった。私たちは彼女をミセスＴと呼んだ。身長約一八〇センチ、年齢は七〇代だった。彼女は四六時中小さな白いキャップをかぶり、糊《のり》のきいたユニフォームに身を包み、ピカピカの白いシューズをはいていた。彼女は、日勤の場合は、最初の休憩時間の午前一〇時以前に、必ず患者全員を入浴させ、ベッドのシーツ交換をしておくよう徹底させた。だから、みんなとにかく急いで、全員をきれいにしようと努めた。

その職場で私がはじめて担当した患者は、ミセス・クムチャだった。彼女は現役兵士の妻で、その施設で手術を受けていた。不幸なことに、その手術はうまくいかなかった。彼女は結局、四肢麻痺の患者になり、ひどい状態だった。彼女が私に向かってよく舌打ちしたことを覚えている。彼女は韓国人で、私たちのことが理解できないふりをしていた。しかし実際には、体の向きさえよければ、彼女は周囲で起こっていることはすべてわかっていた。彼女は人工呼吸器を装着しているので、私たちは彼女の体の向きを変え、もちろん、二時間おきに体の位置を変えなければならなかった。彼女には、いつその二時間が終わるかよくわかっていたので、看護師に向かって、やってくるように舌打ちしたものだ。遅れることはできなかった。

彼女は、看護師のデスクのちょうど向かい側のオープンスペースにあるベッドに入れられた。私たちは、彼女の体をあちら向きへ、こちら向きへと変えたが、彼女は窓側へ向けられるのを嫌がった。なぜなら、看護師の机とは反対向きになり、何が起こっているかわからなかったからだ。もちろん、そのときは、彼女はさらに大きく舌打ちした。今では、どんなにいらだたしかったかがわかるが、当時まだ一九歳だった私は、その部分をまったく理解していなかった。

ＬＰＮの学校を卒業した後、私はテレメーター病棟に勤務した。そこは、ＩＣＵからランクの下がったステップダウン病棟だ。新卒のＬＰＮはそこで勤務することはできなかったが、ＩＣＵは私が勤務を希望するところだった。実際には、テレメーター病棟は、すばらしいということがわかった。心臓リズムやＣＰＲ［心肺蘇生術］についてたくさん学んだ。一九八〇年代後半のことで、医師たちは、もし患者が心室頻拍なら、高血圧治療を行い、心臓発作のリスクを下げ、そして心臓リズムを遅くしてコントロールするために、キニジンと呼ばれる薬を使っていた。その薬の副作用のひとつは、Q—R間隔［心電図上で、QRS群の開始からR波のピークまでの時間］が長くなることだった。モニターで心臓リズムをみると、ラインが円を描くようにみえた。

私たちのテレメーター病棟にはオープンスペースがあり、その日、私はRNと一緒にそこに座っていた。六人の患者をモニターで監視していた。上司の二等軍曹イーズリーが私たち二人の担当だったが、そのとき彼女はいなかった。だから、そのRNが三人、私が三人を担当した。モニター中は、どの患者も顔を上げてモニターをみていた。突然、私がみていたモニターのひとつで、その円を描くリズムがはじまるのがわかった。

さまざまな種類の心臓リズムをみたことがあったが、そのようなものは一度もみたことがなかったので、最初はそのモニターが正常に作動していないのだと思った。しかしその反面、じっとみると、私の担当患者のひとりが、首から上が青くなっているのがわかった。私は思った。おや、彼は発作を起こしているみたいだわ。まずいわ。そのRNも、比較的新人だった。彼女がその病棟にいた期間は、私とそれほど変わらなかった。私はいった。「私がみているものがみえる？　コード［心肺蘇生術］を要請する必要があると思う」だから、彼女はコードを要請して、私たちはCPRを開始した。そのようなものを以前にみたことがなかったので、その記憶ははっきりと残っている。

サンアントニオから、私はドイツへ移り、入院ドラッグリハビリ病棟で九〇日間働いた。その後、

ＥＲで約一八カ月間仕事をして、最後には「砂漠の嵐」作戦の間にＩＣＵで働いたが、それは一九九〇年代はじめの短い期間の戦争だった［イラクのクウェート侵攻に対して多国籍軍が空爆を開始した湾岸戦争］。奇妙に聞こえるかもしれないが、看護師でいることについて自問しはじめたのは、ドイツに滞在中の頃だった。私はただのＬＰＮで、心のなかでは、看護師として自分の人生を送ることに、完全に専念してはいなかった。選択肢を比較検討しながら、眠れぬ夜を過ごしたが、ドイツから戻ると、準学士号を取得して、二年課程を修了したＲＮになった。

しかしながら、私は依然として現役軍人で、陸軍は一九九〇年代はじめにその方針を転換して、ＲＮはＢＳＮを所有しなければならないと明記した。もし私がＲＮになりたければ、除隊して民間のＲＮとして働くか、ＢＳＮを取得しなければならなかった。その時点で、私には陸軍を去る心の準備ができていなかった。ワシントン州のマディガン陸軍メディカルセンターに異動させられたとき、私はＢＳＮを取得するために必要な三つの臨床実習の準備ができていないと思ったので、転向して、二〇〇〇年に心理学で学士号を取得した。継続してＢＳＮを取得したかったが、陸軍は私を異動させ続けた――マディガンからサンアントニオに戻し、その後韓国へ、そして重要な手術のために再びマディガンへ。異動ばかりで、私の頭は混乱していた。

その手術後、腰を据えてそのまま配置してもらうこともできたが、たまには家族の近くで仕事に就きたかった。家族はみんなカンザス州に住んでいた。幸いなことに、二〇〇四年五月、フォートレヴンワースへの異動が認められた。ここで私は軍隊生活を終え、マンソンの家庭医療クリニックでの民間の仕事に就いた。

いまでは時々、薬が補充されていないとかで怒った患者がやってきたときには、テレメーター病棟でのかつての上司、イーズリー二等軍曹を思い出す。サンアントニオでの二度目の勤務で昇進後、私はいわゆる陸軍病棟責任者になり、血液学・腫瘍学病棟へ異動させられて、そこの病棟責任者となった。イーズリー二等軍曹は一〇年ほど前に最後に会って以来一等軍曹に昇進していたが、残念なことにその病棟の患者になっていた。彼女は乳がんの診断を受け、骨髄移植手術を受けたが、うまくいかなかった。

陸軍は、その規則に対してとても厳格なことがある。その病棟ではとても厳しい面会時間を設けていた。しかし、私は病棟責任者だったので、私には責任があったのだが、そのような規則は好きではなかった。その規則は、そのような環境では適切ではないと思っていた。瀕死の患者なのに、その患者に向かって「すみません。ご家族はもうお帰りにならないといけません」ということになっているのだ。それが、思いやりのある規則だとは思わなかった。そこはオープンスペースでもあったが、ナースステーションから離れたところに個室がひとつあって、イーズリー軍曹はそこに入っていた。彼女の家族は、ヒューストンから車で面会にきていて、特定の時間に彼らを帰らせることは道理にかなっていなかった。私はスタッフにいった。「ドアを閉めて、彼らをそのままいさせてあげて。彼らが一晩中彼女のそばにいたいといったら、そうさせてあげて」

その後、自分で彼女のケアをする機会があった。管理職の私は病棟で患者たちのために仕事をする必要はなかったが、ベッドサイドでは現役でいたかった。早朝に清拭《せいしき》をしていたとき、彼女をイーズリー軍曹と呼んだ。彼女は私の手を触っていった。「私のことはマーガレットと呼んでちょうだい」しかし、私はいつもイーズリー軍曹と呼んできた。陸軍でのやり方だ。階級で呼ぶ。「大丈夫よ」彼女はいった。「マーガレットと呼んでいいのよ」静かな時間だったが、普通の時間ではなかった。とても特別だった。患者と、あるいは一般の人とでさえ、そのように結びつく機会を得られないこともある。しかし、マーガレットは心を開いて、その機会を提供してくれた。彼女は結びつきを望んだ。彼女は、余命わずかだとわかっていたので、自分をマーガレットとして――ひとりの人間として――認めてほしかったのだ。

私は今、自分のキャリアにおける意外な展開や転機を振り返っているが、看護師になる選択をしたことにやはり驚いている。子どものときには、看護師になろうなんて夢にも思っていなかった。実をいうと、若い頃は、病院が死ぬほど怖かった。自分の知っている人が何人も病院へ行ったが、二度と帰ってこなかったのだ。ものすごく仲がよかった祖父も、子どもの子守りをしてあげた親友も、病院で亡くなった。病院を信頼していなかったのは当然だ。はじめてあの女性外科病棟に配属されて、ミセス・トラフィカンテと仕事をしていたときでさえ、私は病院に対する恐怖をまだ克服していなかった。しかし、そこには彼女がいた。自分がしていることを明らかに愛しているこの驚くべき人物が。何年もの間、優秀な看護師になれないこと、そしてその仕事をはじめたことを、幼少時代の病院に対する恐怖という理由だけで、私は恐れてきた。

しかしながら、私が変わるきっかけを与えてくれたのは、ひとりの患者だった。そういった感情を隠さずに、やらなければならないくだらない仕事についてのいらだちを話すと、彼女はいった。「看護師は、自分がなりたかったものではないかもしれない。でもあなたがそうなるように天から呼ばれたものなのよ」その言葉が私のなかで意味をなしたのか、誰でもある専門職になるよう呼ばれることもあるのかもしれないが、ふとそのメッセージに進んで耳を傾けなければならないということを理解しはじめた。そのことを、本当に理解しなければならないのだと。

私は、看護が自分の天職だということがようやくわかるようになってきて、自分が今、いるべきところにいると信じようと決めた。そのことがわかった私は、本当に恵まれている。安堵の気持ちに似ている。自分が何になるべきか探し求めること、それは流砂のなかを走るようなものだ。自分が何者で、自分が何をするべきで何になるべきかを本当に理解するまでに、疲れ果ててしまうかもしれない。だから今、家庭医療クリニックの患者が、怒っているという理由で、気分がよくないという理由で、あるいはマーガレットにとっての私のような存在の人が必要だという理由で、荒々しい態度をとるとき、「マーガレットと呼んでちょうだい」という言葉を思い出すと、心に余裕が生まれ、力が湧いてくるのである。

## ジョン・サマーズ

John Summers

私は、一九八〇年から看護職に就いている。これまでたくさんの分野において、OB［産科］からICUまで、看護のキャリアを積みあげてきた。現在は、六八床のメンタルヘルス施設の看護部長をしている。私はこれまで経験したどの分野も楽しんできたので、どれが一番楽しかったか選ぶことは難しい。

RNの資格を取得した後、リノ［ネバダ州］の、かつてワショーメディカルセンターがあったところにできたすばらしい看護施設で働いたが、そこはナーシングホームと同じだった。一九九〇年代のはじめの二、三年間、私はそこの責任者だった。その後、離婚を経験して、ファロン［ネバダ州］の別の施設に移った。そこでの肩書きはアルツハイマー病棟の部長で、当時そこはネバダ州最大の施設だった。その仕事を引き受けたのは、私にはたくさんの患者たちとコンタクトをとる能力があったからで、それによって管理責任者でいることができたのだ。

受け持ち患者の多くは、アルツハイマー病に苦しんでいた。名前は出せないがある女性患者がいて、彼女は私をその施設に迎え入れてくれ、案内してくれた。彼女は、自分が永遠に船旅をしていると誤解していた。やってくる人はみんな受け入れ、支配人をウエイトレスたちに紹介し、旅客を船室に案内し、旅行中に期待できることを話してくれた。とても優しい空想で、いつもみんなをとても楽しませた。彼女はもちろんアルツハイマー病で、彼女の日常の現実はそのクルーズ船だった。それによって、実際には衝撃的な出来事を思い出さずに済んでおり、そのなかには彼女がレイプされ妊娠したという事件も含まれていた。彼女は、自分自身を楽しい場所に置くことを選び、二、三年の間そのままだった。

アルツハイマー病は、潜行性の疾患だ。それが何かはわかっているが、何がそれを引き起こすのかははっきりとわかっていない。実際の診断は「アルツハイマー型老年認知症」である。生きている間は、実際にその病気にかかっているという診断はできない。それを証明する唯一の方法は、解剖によるものだ。本質的に、それは脳内に斑が蓄積することが原因で起こり、その斑が記憶を消すのを助長する。自分の人生を古いＶＨＳカセットのようなものだと想像してみよう。生まれるときにスイッチが入り、その録画がはじまる。人生の終わりに近づき、アルツハイマー病に罹っていると、そのテープが巻き戻されはじめる。だから、最近の出来事はすぐに完全に消えてしまう。もっと長い期間の記憶は、より長く残る。ベッドで眠り、翌日目が覚めても、自分の名前を思い出せない。私は病棟からすべての鏡を取り払ったが、それは患者たちが朝目を覚まして、自分の知らない顔が自分をみていたら、死ぬ恐れもあるかもしれないと思うからだった。

これまで、あらゆるものが私たちの健康にとって悪いといわれてきた。ソフトドリンク、テフロン製のフライパン、食用油、ビタミンE、スコッチのシングルモルト、アルミニウム、コーヒー、水道水でさえも。いま、そのリストに、ピーナッツバターも含め消化できるものすべてを加えてみなさい、そうすれば誰かがどこかでかつてアルツハイマー病の原因の可能性があると主張していたものになる。一九九〇年代に老年認知症の患者たちのために働いていたとき、その家族は必死に希望の光を求めていた。もし大切な人がその病気に罹っていて、誰かが彼らに「ケチャップが混ざったトイレの水がアルツハイマー病に効く」といえば、間違いなく、彼らはそれを試したことだろう。

一〇四歳の老人男性を担当したことがあった。彼は第一次世界大戦中、料理を担当する兵卒だったが、心のなかで、彼は連合国最高司令官――世界で最も高いランクの軍人――になっていた。認知症あるいはアルツハイマー病患者の対処としては、バリデーション療法［認知症の人の経験や感情を認め、共感し、力づけるもの］以外に有効な療法はない。その患者がどこにいようとも大丈夫だ。だから、もし彼が最高司令官なら、彼のことをそう呼びなさい。私の案内をしてくれた女性はクルーズディレクターで、彼女はそう呼ばれていた。それはみんなが本当に信じていたことだ。その患者たちには決して現実療法［現実を受け入れ、それに適応するための心理療法］はしようとしなかった。すごく怒るからだ。

その最高司令官は本当に敬愛すべき人で、意識清明なときさえあった。ファロンには、とても大きな海軍飛行場があって、メモリアルデーになると、軍旗衛兵隊に来てもらった。施設の周囲での小さなパレードののち、軍旗衛兵隊は立ち止まって、最高司令官に敬礼した。すると、彼は一〇四歳にもかかわらず、ほとんど援助なしに車椅子から立ちあがり、敬礼を返した。彼の顔が晴れ晴れするのがわかった。

長年にわたって、アルツハイマー病に対する私の姿勢は変化してきた。その病気はどんなに恐ろしいものかと考えていたが、それを抱えている人たちはそれほどひどくはないと考えるようになった。しかし、その家族にとっては恐ろしいものだろう。ほとんどの場合は、その疾患を抱えている人は、自分がそうだということがあまりわかっていない。しかしながら、五〇歳の夫が部屋に入ってきて、ベッドに座っている妻がその夫のことがわからないとなると、それは衝撃的なことだといっていいだろう。

一九九七年、私の伯母がある病気の末期だと診断された。それは、私が仕事を辞めて、彼女の看病をすることを意味した。私の家族の間では、そうすることになっていた。私の母は看護師で、実際に私が六歳で、母が私の弟のおむつを替えるのを手伝いはじめたとき、自分も看護師になりたいと思った。彼女は双子を出産した二カ月後にまた妊娠し、出産していたので、たしかに余分な手が必要だった。私は長男だったし、手伝うのがとにかく好きだった。どうしてそうなったのかはわからない。この伯母は母の妹で、母には子どもが七人、スー伯母さんには五人いて、私たちはみんなお互い近くで育った。スー伯母さんは、私が最初に離婚したときに手助けしてくれた。週末にはよく伯母さんのところへ行って一緒に過ごし、彼女のおかげで私はすぐに立ちなおることができた。

母と私は交替で彼女の看病をしたが、一九九七年の終わりに彼女は亡くなった。

キャリアを通じてずっと、私は死に対処してきた。一九八〇年に腫瘍内科・外科病棟で雑役係として仕事をはじめたので、死は私にとってごく普通のことだった。最初は極端に怖かったが、対処できることがわかってきた。最初の頃、夜勤をしたときに、患者のひとりが瀕死の状態になったことがあった。そこで彼女が息を引きとるまで、自分がそばにいてよいか看護師に尋ねてみた。なぜなら、自分が死に対処できるかどうかを知る必要があったからだ。だから、彼女が息を引きとるまで、私は彼女のそばに座り、その手を握っていた。その後数分間、私はそこにいて、自分が目にしたことをよく考えたが、それまで知らなかった安らかな死がそこにはあることがわかった。そのとき、看護における死という側面にも対処できるようになれると思った。

スー伯母さんが亡くなった後、リラックスしたり、ゆっくり考えごとをしたりするために、二、三カ月休暇をとった。その後二、三年間、地元リノにあるホスピス運営会社で働いた。ホスピスにやってくる患者たちが末期の疾患を抱えていることはもちろんよくわかっている。看護師としての仕事は、その人たちにとってよりよい時間をどれくらい一緒に過ごせるかということだ。痛みを取り除いたり、顔に冷たいタオルをあててあげたり、何をしてあげるにしても。それはとても患者のためになるが、感情の面ではかなり消耗するものである。だから、一九九九年の終わり頃、私には変化が必要になった。依然としてホスピスで働いていたが、仕事の時間を減らした。リノの新聞に掲載されたすばらしい広告に惹かれて、結局は今自分がやっている仕事をすることになった。その広告には、太くて大きな文字で書いてあった。「RN、週給五〇〇〇ドル」それをみて、思わず私はいった。「もちろん、やるわ」

連絡先へ電話をした。その会社の応募書類に記入したが、しばらく返事がなかった。それからある晩、七時か八時頃に電話があり、男性からボストンへ行って働けるかどうか尋ねられた。私はいった。「本当に？」彼はいった。「はい」それから、彼は私がどれくらいの収入を得ることになるかを説明した。

すでに翌朝九時の飛行機が予約してあった。母親に電話して、猫とアパートのことを頼んだ。職場に電話して、一週間休暇をとるといった。それから、ボストンへ飛んで、マサチューセッツ州ウスターに行って、はじめてストライキの間に仕事をした。そうやって、私は看護の非組合員となり、あの男性が電話で話していた週給五〇〇〇ドルより少し高いこともわかった。まあ、私は幸せだった。一週間働いて、とても気に入ったので、自宅へ戻り、ホスピスの仕事を辞め、それからその後かなり長い間、あちこちを点々とまわった。

その会社、U・S・ナーシングコーポレーション［一九八九年設立］は、米国全土から看護師を飛行機で呼び寄せた。病院がストライキのとき、私たちはそこへ出かけて引き継いだ。問題が解決して終結に向かうと、私たちは退出して飛行機で戻った。私たちは、その病院を引き継ぎ、患者のケアを行い、そして必要なことはすべて行った。当然ながら、私たちはバスに乗ってピケを通過しなければならず、そのためストライキについて少し神経質になっている者もいた。私は大丈夫だった。ストライキ中に仕事をしている間も、少しも恐怖を感じなかった。なぜならそのことに関しては、身長約二メートルで体重約一五九キログラムあれば、怪我などしないと思うのだ。私は典型的な看護師ではない——白いスカートをはいていても似合っていない。

ストライキ中の看護師は、私にはスキネマックス［ソフトコアのポルノ映画専門ケーブルテレビ］のように思われる——本当に恐ろしいものではない——ソフトコアのポルノのようだ。病院の外で発砲があったというような話もあるが、私の周囲では一度も起こらなかった。私は、これまでの人生で最高の看護師たちと仕事をした。異なる背景の、異なる専門領域の、異なるすべての、何百人もの看護師たちが、世界中からやってきた。過酷な状況だったが、その唯一の目的は患者のケアをすることだった。ゴシップもないし、中傷もないし、泣き言もなかった。それは「さあ仕事に行こう。さあ人々のケアをしよう。さあ終わったら家に帰ろう」だった。唯一私がうんざりしたのは、不機嫌な専門職者たちが、ストライキ中に、看護記録を抹消して患者を困らせるというそのやり方だった。

ストライキを経験する病院のほとんどは保険に入っているが、あらゆることに対して経費を負担しなければならない。私たちがさらに収入を得たのは、過酷な状況に入ったからだった。たいていの場合は、たくさん仕事をすることになる。ストライキ中に、仕事に行き、家に帰り、ベッドに入り、そしてまた仕事に戻る。ストライキのための標準的な週労働時間は、ストライキ開始時は七日間一二時間シフトだ。その後、ストライキが継続すると、労働時間は減少するが、給与はそのままである。毎週仕事に行くわけではないが、最初の六カ月は、七万ドルから八万ドルの収入だった。ストライキ中に働くといつも、あらゆる数値が向上した――患者の満足度の面でも患者のケアの面でも。ERにやってくる患者たちに関する記録をつけていた。そして私たちがストライキ中の病院に行くと必ず、その病院のどの看護師よりも優秀な看護師を得るために、私たちのスタッフが奪われるということもあった。スタンフォードでのストライキでは、そこのハートチーム［循環器内科と心臓血管外科が協力するもの］三人の看護師を引き抜かれた。スタンフォードの心臓移植チームから加わってほしいと要望されるのは、ものすごく名誉なことだ。その看護師たちはとにかく優秀だった。

私は二〇〇四年までストライキ中の看護を行ったので、ほぼ五年間あちこちをまわっていたことになる。最後の仕事はベイエリア［サンフランシスコ湾岸地域］で、まだそこにいる。ストライキとストライキの間には、私たちのほとんどは米国内を移動してまわった。私は、フォードF―350の四ドアピックアップトラックと全長約一一メートルのキャンピングトレーラーを持っていた。三カ月派遣されると、キャンピングトレーラーを病院近くに駐車して、昔ながらのすてきな時間を過ごした。楽しくて、独身男には悪くなかった。しばらくの間、私は評判がよかった。

その後、自分の生活にはもっと行動力が必要だと判断したので、精神看護の領域へ移った。二〇〇四年から二〇一〇年までずっと、私はアラメダ郡［カリフォルニア州］メディカルセンターの精神科ERで働いたが、いつもかなり緊迫した状況で仕事をした。文字どおり、ほとんど毎日血まみれのけんかがあった。医師がひとり殺害された――とても大柄な女性患者に殴り殺された。医師はインド人で、患者はアメリカンインディアンだったが、医師は気管が押しつぶされていた。

　刺されたスタッフも二、三人いた。私の友人二人は入院し、生命の危険を伴う再建手術を受けなければならなかった。そこは無法地帯だった。オークランドの通りで拾われて私たちのところに捨てられた実に恐ろしい患者たち――殺人者、強姦者、小児性犯罪者――がいた。彼らはたいていの場合、ドラッグでとてもハイになっていたので、搬送されてきたときには自分が何をしているかわかっていなかった。おそらく、ここに来る前、彼らはみんな警察の捜査を受けていたのだろうが、私は多くの武器や非常に多くのドラッグを見つけた。

　私は夜勤のERを取り仕切っていたが、誰がその日の担当か確認するために、毎晩他の部門にも顔を出した。誰が対応するのか、そしてその晩の自分が安全かどうなのかを知る必要があったのだ。少し怖い夜はあったが、ものすごく怖い夜はなかった。私は奴らからナイフを奪ったが、少なくとも手伝ってくれる者がひとりはいた。私は、もし何かまずいことに巻き込まれても、やらなければならないことは何でも引き受けて処理できると信じていた。看護師になる以前、空軍の警備隊に所属していたので、そこで受けた格闘訓練が一度ならず役に立つこともあった。

　もし私が不利な状況になった場合は、グループで対処した。そのグループがいれば、何も起こらなかった。私たちのメンバーが一人あるいは二人いないと、やっかいなことになった。私が勤務しているときは、おとなしくしていたほうがよかったが、そのことを患者たちのほとんどが理解するのには、一年か一年半かかった。常連の患者たちは、私がセンター内にいるときは悪さをしないように他の患者たちにいった。狂気じみた行動を起こしても、それをやめた。当然ながら、虐待的な行為はしなかったが、私たちは本当にすばやく対応し、どんな有害な行為も制止した。

出勤したばかりの午前零時頃、ERに行くと、いつもやってくるジョンという名の男性がいて、服を脱いでしわがれた声でしゃべっていた。服を脱ぐというのは、ジョンにしては奇妙な行動で、彼は六人から七人の人に囲まれており、そのなかには警官が二人混じっていた。ジョンは最初、五一五〇［問題の人物が精神障害者であることを指す警察無線用語］だと通報されていた。BART［サンフランシスコ湾岸地域の高速鉄道］を自分はスパイダーマンだといいながらアンダールーズ［下着］姿で走りまわっていたという理由で、三日間精神科に措置入院させられていたのだ。ジョンは自分がスーパーヒーローだと考えており、通りやその施設でいつもけんかをしていた。精神科の世界では、患者たちには私服を着用する権利があるので、ジョンはスパイダーマンの衣装を身につけることも許されていた。

最初に二、三回会った後、ジョンは私のことを超人ハルクと呼びはじめた。だから、ハルクとスパイダーマンは親友になった。どんなに彼がハイな状態でも、そしてどんな状況に彼がいても――二人が一緒になると――彼はあらゆることをやめて、私をハグしてくれた。ああ、あの日、けんかがはじまりそうな雰囲気のところへ入っていった私は、大笑いをはじめた。私はいった。「ジョニー、こっちへ来い。服を着ろよ」すると、彼はそうした。スタッフたちの顔に浮かんだ表情は、とても愉快だった。彼らはとにかくそれが信じられなかった。私は彼らにいった。「スーパーヒーローたちだよ、知ってるだろ？　俺たちは団結しなくちゃいけないんだ」

ジョンと私は一度もけんかをしたことはなかったが、とにかくけんかをしたいという奴らもいた。彼らは誰かを襲おうとした。彼らは腕を振りかざす、蹴る、噛みつく、引っ掻く、そして唾を吐きかけようとしたが、強く、すばやく押さえつけられた。もし私の勤務中にスタッフを襲うようなことでもあれば、拘束されて、気絶する薬を大量に投与された。

私が経験した最悪の格闘は、たしか私と、警官二人、そして患者一人が関係していた。この患者には、重罪たる暴行の前歴があり、怒りっぽくて攻撃的な男で、完全に精神異常の状態だった。四〇年間ほとんど、刑務所を出たり入ったりしていた。身柄を拘束されていたので、警官たちが配置されていた。しかし、トイレに入ると、彼はジェイルハウスクラブ［jailhouse は「刑務所」、club は「棍棒」］――重たい物を入れたソックス――をつくって、振りまわしながら出てきた。彼は、小銭を少しと、石鹸を少し、中身がいっぱいの小さなマウスウォッシュのボトルを二、三本入れていた。十分な重さがあったので、彼を抑制するのに私たち三人が必要だった。床と壁が血だらけになり、私たちのうちの二人――警官一人と私――が負傷したところでようやく、彼を制することができた。私たちは重傷ではなかったが、それでもやはり、ひとりの男にしては大変な格闘ぶりだった。彼は大柄だったが、警官たちもかなり大きな男たちなのだ。しかし、その男はその棍棒を振りまわしながら出てきた。私たちは身を守りつつ、彼に飛びかかった。警官たちは警棒を取り出し、私たちは彼を窒息させながら床に押さえつけた。警官たちは彼の肋骨を蹴り、警棒で殴ったが、彼はとにかくやめようとしなかった。本当に精神異常だった。

なんとか彼に対処すると、もちろん、私はすぐに彼の怪我の手当てをはじめた。彼は痛めつけられたことを感謝した。彼は実際にいった。「俺にはたぶん、ああやってもらうことが必要だった。感謝してるぜ」そして、彼は病院へ向かった。実に異様だった。看護をする時間はほとんどなかったが、それはずっと自分の身を守らなければならなかったからだ。私が最終的にそこを辞めた最大の理由はそれだった。人の看護ができないことが嫌になったのだ。

私は実際に、現在の仕事にヘッドハンティングされ、現在はテレケアコルディエラス［カリフォルニア州、一九六五年設立］の看護部長をしている。そこは、六八床のメンタルヘルスリカバリーセンターである。同じ建物内で、四九床の滞在プログラムもやっている。テレケアコルディエラスは、精神科の看護の領域では西海岸のベイエリアを広くカバーしている。私にとっては少し目新しいが、昨年自分がやろうとしたのは、その施設のすべての文化を変えることだった。なぜなら、私が赴任する前、七カ月以上そこには看護部長がいなかったからだ。私は、この施設で最大の部門を引き受けた。六〇人以上のスタッフを抱えることになった。そのスタッフらは、リーダーシップが不在だったせいか、無能なレベルに達していた。そう、そこのレベルはかなりひどいものだった。

最初の一〇カ月は、いざこざをやめさせて、壊れたものを修復することに費やした。たまに、私が構築したシステムにも問題があったようだがうまく機能するようになった。今では、ただスタッフの姿勢をいくらか微調整することにのみ取り組み、そもそもなぜ看護師になろうと思ったのかという原点に立ち戻らせて、元気にすることにしている。精神科の看護は、活力ある状態のままでいるのがとても難しい。精神的に試練のある状態にある患者たちに対処するのは、骨が折れるものである。ここでもやはり暴行はある。一日二四時間、叫び声や絶叫が聞こえ、そのような六八人の患者を抱えているときは、精根尽き果てることもある。私たちのところは、リカバリーに基づいたプログラムなので、人々をケアのニーズがより低い状態へ移行させることをめざしている。

私がここに来てから、一五年から二〇年の間ここに入っている患者たちを、ケアのニーズがより低い状態へ移してきた。四二〇〇日間入院している人や、三〇〇〇日以上入っている人もまだいる。しかし、長期の慢性患者の数を減らすよう努力して、もっと短期の、半年から一年の患者たちに対応できるようにしている。

これまでの人生で、看護師がいなければ病院は存在できないことがわかっている。不幸なことに、看護師はあらゆる人からの非難の矢面《やおもて》に立つ。システムが悪いと、それは看護師の責任となる。それがここで起こってきたことだ。看護師たちは、かなり熱中できる人たちの集団だ。もしあなたが看護師で、看護師ではない人があなたに何をすべきかいったとしたら、あなたはその人たちにつらくあたることになるだろう。しかし、病院は非看護職の人たちに看護師たちを管理させようとする。私たち看護師が、看護師ではない人にうまく管理されることはあまりないのだが。少し個別のことにはなるが、あなたたちが私に何をすべきかいうことはできないのだから、もし患者のケアに関して、他の人がいうことを私がして、それが間違っていれば、それは私のライセンスにかかわる問題となり、私は刑務所に行くことだってあるかもしれないのだ。

私がそこに赴任したとき、看護師たちには指揮する者がいなかった。リーダーシップを発揮する者がいなかった。だから、私は最後の年の大部分をかけて考え方を変えた――「それは看護師たちの責任だ」から「どのようにして看護師たちの手助けができるか？」へ。そして、私は看護師たちに必ず伝えることにしている。「実はね、みんな。みんなでそれをするんだよ。みんなで物事を決めるんだよ。看護師がやるべきやり方で、みんながそれをするんだよ」私はここで、ほとんどの看護部長たちがやらないことをやっており、そのことによってこの部門は私のものになっている。ここは私の個性を帯びるようになるだろう。

私は教えることが大好きで、ここでは多くの人たちにたくさんのことを教えてきた。なぜなら、精神科の領域と同じくらいたくさんの医学的なバックグラウンドがあったからだ。だからそれら多くのスキルを使うことができた。看護部が今後進むだろう道を指揮することができるのは、実に楽しい。三〇年間、私は指導されてきたが、今度は私がその道の指導者となっている。この施設とこの会社は、精神科の看護についてはかなり最新のことをやっており、その初期段階からかかわって、すばらしいことを成し遂げようとしているのは、このうえない喜びである。

三二年間看護をやってきた後でも、やはり看護が大好きだ。その間ずっと、一度たりとも仕事に出たくないと思ったことはなかった。三日間受け持っただけの患者の人生を変えることだってあるのだ。その三日間に、その人を内科・外科病棟のようなところに入れてしまうことになっても、結局はその人の人生をよりよいものにできる。自分が人々に対してそのように役に立てることがわかっていることによって、自分にとって看護は楽しいものになる。

忘れられない出来事がある。私のキャリア初期、一九八二年に聖メアリー病院で、ラリーという名の大柄なオールドカントリーボーイに出会った。彼には歯が一本もなく、マレットヘア［後ろ髪だけを長くした男性の髪型］の、四〇歳くらいのトラック運転手だった。ラリーは白血病に罹っていた。私がそれまで出会ったなかで最高の専門的な看護師のひとりと一緒にその晩仕事をしており、彼がラリーに診断されたばかりの白血病のことを説明しにいったときのことだ。その当時、それは死刑宣告に等しかった。

ラリーは、いわゆる「教養のある男」ではなかった。彼にはその看護師が自分に何をいっているのか見当がつかなかった。なぜなら、その看護師はとても専門的になっていたからだ。その後私が入っていくと、彼が唖然とした表情をしているのがわかった。彼はいった。「汚い言葉を使って失礼、今、あの野郎は何ていったんだい？」私は、彼をみて、笑って、いった。「ラリー、あなたは血液のがんで、助からないんだよ」すると彼はいった。「ああ、いったい何でやつはそういわなかったんだ？」

それからの二カ月、私の勤務中にはできるだけ毎晩、ラリーと私は、彼の病室で座って、女、酒、トラックの運転、そしてオールドカントリーボーイなどについて語りあった。たまに、私はビールを持ち込んで、一緒にビールも飲んだ。医師たちに了解してもらってのことだ。そして、ラリーは亡くなる少し前に、私の手を握っていった。「ありがとうよ。あんたのおかげで少しよくなった」そして、彼は息を引きとった。翌晩私が仕事に出てくると、彼の姿はなかった。

それは、私のキャリアを形成する経験だった。患者ととても強いつながりがあったので、誰もがそのような直感的なレベルの経験を忘れることはないだろう。たしかに、私は決して忘れなかった。看護師としてそれ以上すばらしいことはできないし、それ以上価値あることをしている自分を、私は想像できない。

## メリッサ・エリクソン

Melissa Erickson

私はミネアポリスにある大病院の女性ケア部門で働いていたが、そこはミネソタ州で最も多くの赤ちゃんが誕生するところだ。女性ケア部門は、レベル４の産科ケア施設である。主に、私はそこでハイリスクの母親と赤ちゃんのケアをしており、そのなかには四つ子以上の多胎児も含まれている。二〇一〇年五月、ＯＢエデュケーター［妊婦指導を行う］という新しい職に就き、それ以来ＢＳＮ、ＰＨＮ［保健師］、そしてＭＳＮ Ｅｄ．［看護学修士、看護教育］の学位や資格を取得してきた。

私の母親は、多発性硬化症だった。私が生まれた後、二二歳の頃にその診断を受けた。当時多発性硬化症の診断は、鑑別するのがとても難しく、おそらく診断されるよりもかなり前から、それに罹っていたと思われる。子どものとき、母親に恐ろしい症状が出ているのをみたことがあった。麻痺が起きていた。ある日、突然、手が拘縮し、半身が麻痺してしまった。私が五歳のときには、目がみえなくなった。約一カ月、その状態が続いた。多発性硬化症は神経学的なものだ。どんなことが起こるかわからない。悪くなる可能性があることは何でも起こった。

彼女の状態が原因で、看護師になりたいという私の気持ちは抑えられていたのだろう。私は思った。看護師になるべきじゃないのかもしれない。だって誰かのケアをするなんて私にはとてもできそうにないもの。具合が悪くて困窮した人たちのケアをすることについての私の見方は、母親との苦しい経験が原因で、ちょっと違っていた。それを我慢して受け入れていると、たいていの場合は職務についているときよりもつらい。職務なら、仕事に行き、八時間ほど問題に対処すれば、帰宅できる。家族のケアをすることには、かなり気分が落ち込んだり、感情の問題が起きたりすることが伴う。しかしさらに、慢性障害を抱える人のまわりで育つと、ケア提供者になることは、その人がどう生きていくかということであり、したがってその人がいかなる人間かということにもなる。

一二歳くらいの頃、母親のことで忘れられない出来事があった。ウィスコンシン州北部でキャンプをしていた。彼女はキャンピングカーの上に立っていたのだが、バランスを崩してしまった。めまいは彼女の多発性硬化症の主な症状のひとつで、彼女はしばしばバランスを失った。彼女は後方へ落下し、私が立っている場所からほんの六〇センチから九〇センチのところに頭から地面に落ちて、意識不明になり反応しないまま横になっていた。私は叫ぶことしかできなかった。他にどうすればいいかわからず、何をすべきか、つまり助けるにはどうすべきかわからなかったということが、私にとって最も衝撃的な出来事になった。

中学三年生になるまでは、母親の病気のことで自分はかなり無力だと感じていたが、その頃から状況が変わりはじめた。私が通っていた高校には、救急ケアを体験するOECと呼ばれるプログラムがあったということもあって、そのプログラムを通じて、一五歳のときにEMTの資格を取得した。資格を取った後、私は中等後教育選択を使ったが、それは高校の代わりに大学へ行くもので、私は看護教育プログラムに必要な科目をすべてとった。二年生のときに半分はそのやり方で、三年生ではすべてそれに費やした。だから、高校卒業時には、基本的に理系準学士を取得していた。それはすごいことだった。それに大学二年間が基本的に無料というのは、ありがたいことだった。

その後、私はしばらくの間、自分が何をしたいのかを考えるために、別のこともやってみた。何か確信を持たなければならないと感じたのだ。何でもやってみた。保険代理店をやってみたことさえあった。その後、ついに私立大学に入学することを決意した。教えるということは、よいキャリアになるだろう。私は思った。それもやはり人の世話をするということだ。そのとき、私は応急処置とEMSのクラスを運営しており、学生たちとの交流を楽しんでいた。だから、私は教師になるための勉強をしていたのだが、そのとき――よくある話だが――ある男性に出会い、結婚することになり、そして赤ちゃんを授かった。

大学に入学し、結婚生活がはじまった頃、私は所有していたEMTの資格を拠り所にして、『ミネアポリス・スター・トリビューン』紙の社員のためにEMSを提供する仕事をしていた。私が夜勤をして、夫は昼間に自分の仕事をした。すべての社員のために緊急医療は二四時間ぶっ通しで必要で、夜間に印刷機がまわっているときも、たいていの場合は私が建物内にいる唯一の女性だった。

一〇〇人から三〇〇人の男性社員がいたのだが、必要な場合は、私が産業保健と緊急医療のサポートをした。彼らは私のことをザ・ナースと呼び、その役割が定着しはじめた。

『ミネアポリス・スター・トリビューン』紙は、土曜日の夜間は、通りで生活するホームレスの人たちを雇っており、彼らが日曜版に広告を折り込んでいた。だから、土曜日の夜はいつも、仕事をしているとおもしろかった。なぜなら、正社員だけでなく、多くのニーズを抱えたホームレスの人たちにも対応したからだ。休憩時間になると、彼らはどこへ行ったか？　彼らは、たいていの場合は保健室へ行った、つまり、彼らは眠るのに暖かい場所を確保しようとしていたのだ。誰かと話したいという理由だけで行くこともあった。

私が看護師になろうと決心をかためたのは、その時期だった。EMTでいてもあまり給料はよくなかったので、もし働く必要があって、子どもたちからも離れていなければならないのなら、割にあうものにする必要があった。だから、私は通信教育プログラムに入学した。コア看護プログラムの他に私が唯一履修しなければならなかったのは、微生物学だった。『ミネアポリス・スター・トリビューン』紙は、実際に私を支援してくれ、授業料返還というすばらしい奨学制度で学費の一部を負担してくれた。

私は夜勤をして、通信教育を受け、そして家に帰れば子どもがいた。それが私の人生だった。当時は、睡眠時間があまりなかった。自宅に帰るのはたいていの場合、午前四時頃で、それから子どもたちが起きる午前七時頃まで眠った。そんなものだった。長年にわたって、平均して毎晩三時間ほどだった。もっとも、苦労はすべて報われた。一九九八年に卒業したとき、私は二五歳で、すぐにミネソタ州でRNとしての資格を取得した。

私は『ミネアポリス・スター・トリビューン』紙に残った――赤ちゃんという点でこのときのことを考えると――その時点で三番目の赤ちゃんを育てていた。だから、五、六年の間だったに違いない。その後、田舎にある郡立病院でRNとして就職した。ミネアポリスのかなり西部へ移動し、その病院では、すべての領域とERで働くことを求められた。OBのケアをやりはじめたのは、そのときだった。そこに足を踏み入れることになろうとは、それまで少しも考えたことがなかった。EMTの経験があることから、ERに行くことになるものだといつも思っていた。OBのことにかかわりはじめると、それがいわゆる天職になっていった。それはたぶん、最初の赤ちゃんを産んだとき、すごく怖かったからだろう。そのとき本当に手助けしてくれる人はいなかったので、私は思った。私には母親たちが赤ちゃんを授かるのを手伝って、そのプロセスを楽にしてあげることができるだろう。そして、母親たちからの反応は、私が本当に彼女たちの役に立っているというものだった。彼女たちから抱きしめられたり、勤務後も遅くまで残ってとにかくそばにいてほしいといわれたりした。そんなことが起こるということは、自分が明らかに前向きな影響を与えたということだ。

OB病棟ではじめて勤務した最初の一週間のことをよく覚えている。一五人目の赤ちゃんを授かった患者を担当した。彼女は、たぶん三八歳から四二歳までの間だったたから、一五カ月くらいおきに赤ちゃんを産んでいたことになる。その地域には二つの宗教団体があり、両者ともルター派だったのだが、どのようなかたちでも避妊はよくないとされていた。その女性には、廊下を挟んだ別の分娩室に入っている娘がおり、彼女も自分自身の赤ちゃんを授かるところで、二人ともほぼ同時刻に出産しそうだった――そして、ここはちっぽけな田舎の病院だった。私は、両方の患者を監視するために走りながら行ったり来たりしており、そこら中に家族がいたので、ぐったりして思ったことを覚えている。**私は次に何をすればいいのか？** それが私のOB病棟初体験だった。

私は都会で育ったせいか、ERのようなタイプの仕事に慣れていた。私にとっては、田舎にいることは本当につらかった。かなり活発に仕事をしている瞬間はあったのだが、もっとペースの速い仕事を望んでいた。だから、私はミネアポリスにある大病院の女性ケア部門の仕事に就いた。そこでは、ミネソタ州の他のどの病院よりもたくさんの分娩を扱っていた。女性ケア部門は、レベル4の産科ケア施設――最高レベルの産科ケア施設だった。ミネソタ州、ウィスコンシン州、サウスダコタ州、ノースダコタ州、アイオワ州から、困難な症例がすべて、空路で私たちの施設へ搬送されてきた。四肢麻痺患者、三つ子、そして六つ子のケアをすることさえあった。四つ子以上の多胎児、普通ではない妊娠――通常の施設では治療できないものでも、私たちはそこで対処した。

周産期専門医は、ハイリスクな、母体・胎児医学におけるスペシャリストだが、その病院には米国で最もたくさん集まっていた。そういうわけで、私たちのところでは、とても多くの複雑な症例も受け持った。助かる見込みのない、ハイリスク症例が搬送されてくる場合が多いことを明確に示す驚くべき事実がある。私たちのOB病棟ではあまりにもたくさん死亡例が出たので、病院はスタッフや患者たちのために、特別に牧師を準備しなければならなかったほどだ。

女性ケア部門は、病院建物の上の二つのフロア、五階と六階にあり、一六〇人のRNが勤務していた。四〇から四五の産後室と一六の分娩室があった。ハイリスクの分娩前病棟もあったが、そこは安定している、あるいは長期の患者たちが入るところだった。なぜなら、たくさんの女性たちが分娩前に何カ月も私たちのところにいるからだった。その病棟には、およそ一四人の患者を受け入れることができた。

勤務してすぐ、産後病棟全体を割り当てられることは珍しいことではなく、それは一組ずつのケア――母親たちとその赤ちゃんたちのケア――を意味していた。だから、私たちは最大で八組の母親とその赤ちゃんをケアしなければならなかった――少なくとも一六人のRNが徹底的にアセスメントする必要があった――そしてそれは、それぞれの母親と赤ちゃんについて詳細に記録し、夜間すべきことをすべて行い、食事を提供し、赤ちゃんたちを絶えず新生児室から連れて出たり入ったりすることを意味していた。まさにカオスの状態だった。

しかし、そこの看護師たちは、私が一緒に仕事をしたなかでも最高の看護師たちだった。必要なときに手助けが不足したことは一度もなかった。私がナースコールを押して「手伝って下さい」というと、すぐに五人ほどが入ってきた。私には記録面などすべてに対してやはり責任があったが、ある状況になったときには、たくさんの手助けがあった。

四つ子以上の多胎児を早産で分娩したある母親に対処したときのことをよく覚えている。最初から状態は悪かった。みんなとても小さな赤ちゃんたちだ。その母親は、ベッドで療養していなければならないときに、起きあがったり、歩きまわったり、とにかくいろんなことをしている写真をインターネット上に公開しはじめた。報道機関との契約書にサインすればいくらお金をもらえるかといったことまで公開していた。私たちは彼女のためにできることはなんでもやろうと奮闘していたのだから、彼女だって自分の赤ちゃんの健康を維持するためにできることはすべてやるべきだったのだ。それは、他人にやってほしいたぐいのことではない。まるで計画され、意図していたもののように思われた。私たちはみんな、早く分娩すればするほど、死亡する可能性はより高くなるのだと彼女に話した。

私は、彼女に対して率直にいった。「よく聞いて。もしあなたが、私たちがいったことをしようとしないなら、赤ちゃんたちはかなり早く生まれることになる。その赤ちゃんたちは、生まれても発育不全で、いくつもの医学的問題を抱えるか、死亡するかのどちらかよ。あなたの赤ちゃんたちが二二週で生まれて生存する確率は、約二〇パーセントだわ。そこには、脳性小児麻痺や、それに伴って起こる他のことは含まれていないのよ」それでも彼女は耳を貸さなかった。

彼女は二二週と五日で出産し、赤ちゃんたちは超低出生体重児――約四五四グラム未満――だった。生まれた赤ちゃんたちのうち、生存したのはひとりだけで、その男の子は人工呼吸器につながれていた。彼女は自分の話を報道機関に売ることで、思いがけない大金とたとえ一五分間でも名声を得たかったようだが、何人もの赤ちゃんの葬式をする話など誰も買わないということに彼女はようやく気がついた。

何百もの出産のストーリーがあった。母親が羊膜索症候群で、羊膜が部分的に漏れ出て赤ちゃんの手足に巻きついてしまったことがあった。母親が再生不良性貧血で、妊娠中に昏睡状態になって、赤ちゃんが子宮内で死亡したこともあった。母親の命を救うために帝王切開をしたが、助からなかったのだ。その他にもとてもたくさんのストーリーがあるが、どれも打ちのめされるようなものばかりだ。

もっとも、何が起ころうとも、ほとんどの母親たちは、自分の悲しみの過程の一部として、亡くなった赤ちゃんの写真を撮りたがった。私たちは、ナウ・アイ・レイ・ミー・ダウン・トゥー・スリープと呼ばれる組織［二〇〇五年設立のNPO組織、世界中の一七〇〇人以上のカメラマンが所属］と連携していた。それは、プロカメラマンで、自分自身の子どもが亡くなった女性が立ちあげたものだった。そのような仕事は、誰にでもできるというわけではない。所属しているカメラマンたちは誰もがすばらしかった。彼らはみんな自分自身の喪失感を経験していたので、悲しんでいる母親たちに共感できた。母親たちに対してとても思いやりがあった。

仕事を家に持ち帰ることはめったになかったが、あまりにも強烈な経験をしたときは、帰宅しても気持ちに余裕など持てなかった。精神的にとても消耗していて、眠ることさえできないこともあった。私が唯一取り入れた方法は、ある程度まで自分自身に距離を置くということだった。たぶん

ＥＭＴの世界でそれを身につけたのだと思う。なぜなら、私たちは来る日も来る日も、経験したことを忘れて自分の仕事をするための訓練を受けていたからだ――どんな光景、匂い、音であっても。

さらに重要なのは、ありがたいことに、健康に生まれてきた何百人もの赤ちゃんをみたことだ。そして、助かる見込みがないにもかかわらず無事に生まれてきた赤ちゃんをたくさんみてきたが、それは奇跡だと思った。三〇年前は、三二週以下で生まれた場合は、赤ちゃんを蘇生させなかった。現在は、二三週でも蘇生させる。だから、現在はスキルが上達しているのだ。私がかかわったなかで最も小さな赤ちゃんは、体重約三九七グラムの男の子だったと思う。泣き声を上げて生まれてきた彼は、約二四時間人工呼吸器につながれたが、抜管されると自力で呼吸し、調子は良好だった。

しかしながら、カオスの状態は、最終的にはもうたくさんだった。現在、私はＯＢエデュケーターとして働いている。一般診療の産婦人科医たちと仕事をしているので、もうハイリスクではない。ほとんどすべて普通のリスクだ。患者たちは自分が妊娠していることに気づくと、クリニックに電話をかけて予約をとる。医師にみてもらう代わりに、私のところに来る。妊娠やお決まりの妊婦健診について話し、無事で健康な赤ちゃんを授かるためにすべきことを説明しながら、彼女たちと一時間ほど過ごす。もし必要ならば、彼女たちをソーシャルワーカーと会わせる。もし妊娠初期ならば、母親たちはたいていの場合、悪心や嘔吐について尋ねる。だから、私たちはそれらの心配事、それに対してすること、そしてどれが妊娠中に使用しても安全な薬なのかについて話す。私たちは食の安全についても話をするが、それが大きな問題だからだ。妊娠しているときには、ランチョンミートを食べてはいけないし、寿司とかそのようなものを食べてはいけない。なぜなら、リステリア――食中毒を引き起こすことがある細菌――に感染するリスクがあるからだ。

私はたいていの場合、初日に彼女たちに超音波検査やそのほかいくつかの検査を行う。栄養摂取について話す。BMI［ボディマス指数］が三〇を超えるようなら、糖尿病のリスクがかなり高い――それが私の基準だ。私が担当する妊娠した女性でBMIが三〇を超える人は誰でも同じ日に血糖検査を受けてもらうが、ほとんどは合格しない。私がみる患者のおそらく五〇パーセントは、早期の血糖検査が必要だったが、その半分近くは実際に糖尿病だった。それだから、彼女たちはインスリンからはじめる。それは妊娠に関するものではない――妊娠が原因ではない――彼女たちが実際に糖尿病であるというだけの話だ。

糖尿病に罹っていて、しかも妊娠しているときには、血糖値が高くなって、膵臓から十分なインスリンが分泌されなくなる。赤ちゃんはそれを補おうとして、母親の高血糖をカバーするためにインスリンを分泌する動きが高まる。そういうふうにして、四・五キログラムから五・五キログラムの赤ちゃんが生まれる。そして、その状態で赤ちゃんが生まれると、糖分の供給がなくなってもインスリンの過剰分泌だけが続き、とても深刻な状態になる可能性がある。赤ちゃんは静脈点滴を受けることになる。一大事だ。私が行う検査のために、管理栄養士や糖尿病指導をする別のRNが必要になったが、その結果現在では以前に比べて健康な妊婦が多くなっている。

患者は遺伝子検査をすることもできる。もっとも、私が現在暮らす場所は、保守的な文化圏だ。

もしかすると、望んでいるのはここの人口の一から二パーセントくらいかもしれない。人々はたいていの場合、二、三の理由のために遺伝子検査をする。それは、彼女たちがA型パーソナリティ［精神的に不安定でリラックスできないといわれる］であるか、彼女たちが胎児は健康で生まれてくるだろうかと心配しているかのどちらかだ。そして、遺伝子情報に基づき、彼女たちは中絶を考えることもあった。しかし、もし彼女たちが妊娠中絶合法化に反対で、保守的で、受胎調節をよいと思っていないなら、その検査自体選ぶことはしない。

この新たな仕事で心地よく驚かされるのは、クリニックの医師たちが、私がその地域で最高の周産期専門医たちと仕事をしてきたということを知っていて、ハイリスクの分娩についての私の経験を本当に信頼してくれているということだ。私のところへやってきて尋ねる。「ええっと、この医師はどうだい？　彼は普通どんなことをする？」二、三のハイリスクの状況も起こったが、私は彼らが患者たちのためにケアを調整するのを手助けした。

私は、担当する患者たちに好ましい結果が起こる——彼女たちが、自分の健康や自分の赤ちゃんの健康を向上させるべくライフスタイルを変える——のをみるのが好きだ。それは、彼女たちが「ああ、この前あなたは私をすごく助けてくれたわ」というのを聞くと、なぜここにいるのかを思い出し、自分のやっていることは役に立っていると確信できるからだ。そんな瞬間があるからこそ、私はこの仕事を続けることができているのだ。

さて、この現在の仕事は、私が今後の人生でもやりたいことだろうか？　決してそんなことはない。それは精神的に十分やりがいのあるものではない。しかし、私には教育者として働くための自律性と余分な時間がある。その余分な時間で、私は学校へ戻り、看護学と教育の修士号を取得して卒業したところだ。現在、私は二、三の大学から誘われている。看護学を教えることを求められている。ほとんどの看護師はOBでトレーニングを受けていないので、少なくともそれを教え、それだけでなく生殖や産科に関連することは何でも教える。教えることは好きなので、やってみるつもりだ。そして、もしそれが刺激的でないのなら、病院での仕事に戻るだろう。

看護はすばらしいキャリアだと思う。看護師は、医師よりも信頼され、尊敬されているといってもいいくらいだと思うが、もしこの仕事をするのなら、人々について本当に関心を払う必要がある。患者たちは、自分の命を看護師の手に預けている。看護師は、その責任を自分の胸にしまっておき、日々いつでも、そのとき起こっていることを考えなければならない。看護師は、すべての患者のために最善を尽くすことを決心しなければならないのだ。

## クリスティ・シードリッキー

Christi Siedlicki

新人のLPNとして、私はまず神経学リハビリ病棟で、その後は、NICU〔新生児集中治療室〕で働いた。地元の保健局でも働き、私の暮らす地域ではかなり論争の的となっているときに、家族計画カウンセリングをした。RNになってからは、クリニックで働き、自分でファーストコールというビジネスをはじめたが、そこでは電話を使って小児科のアセスメントとアドバイスをした。さらに三つの郡にわたる性暴力被害者支援看護師プログラムの立ちあげに大きな役割を果たしたが、そのプログラムは米国中西部で発展し続けてきた。

一九九〇年代中頃、私は小児科看護師として働きながら、オレゴン州グランツパスで暮らしていた。また、ジョゼフィーン郡保健局でボランティアをしていたが、そこでは家族計画カウンセリングをしていた。かなり保守的な私たちの地域では、当時それは論争の的となった。そこは、必ずしも妊娠中絶合法化支持の地域ではなかった。当時、私は二二歳くらいだったが、ポートランドの記者が、そのことについて記事を書くためにやってきて、私の写真が新聞に掲載されたりもした。

一九九八年、私はウィスコンシン州で働いている医師と結婚した。そこへ引っ越したとき、ちょうどそこへ引っ越してきたばかりの看護師と出会ったのだが、彼女には、地元で性暴力被害者支援看護師プログラムを立ちあげるための名案があった。それはすばらしいプログラムで、米国中に広まった。検査をするのは、SANE看護師――性暴力被害者支援看護師――で、法医学的証拠を集めるための特別なトレーニングを受けた看護師だ。彼女たちは、大半のERの医師たちよりもやさしく証拠収集する。ほとんどのSANE看護師がその分野に足を踏み入れたのは、心の赴《おもむ》くままに行動したからで、彼女たちは、思いやりのある、しかし専門的な方法でその検査をしたかったのだ。ERの医師たちはたいていの場合急いでいるし、実際のところ、たいていは男性である。

私は特別コースを履修して、認定を受けた。それは第一段階だった。そうしている間に、友人のジャッキーは、そのプログラムを立ちあげて運営しようとしていた。彼女は地区検察官と会い、プログラムの準備が整っていることを話した。現実には、その時点では彼女と私しかおらず、その私も最近トレーニングを終えたばかりだった。しかし、彼女は私を参画させた。私はどちらかというとかなり実践的な人間だったので、私たちのプログラムの方針や手順を記載した書類を整え、助成金を獲得してそのプログラムを実施するための場所を開設した。そして、ある病院の「ピンクレディー」［病院ボランティア］たちが、新品の膣拡大鏡という特別な拡大装置を提供してくれた。そのような助成金や寄付のおかげで、私はトレーニングプログラムを作成したり、そのトレーニングを受けてくれる看護師を雇うことができるようになった。そのプログラムは、ウィスコンシン州とイリノイ州の三つの郡で現実に大成功をおさめることとなり、それは今日でも継続して行われている。

二歳くらいの幼い子どもの検査をしたり、四五歳から五〇歳くらいまでの女性の検査をしたりした。私が最も好きだったのは、自分が優れたスタッフの一員だったということだ。しかし、同時にマイナス面もあった。子どもたちを専門に扱っていたので、信用できない人も多くいるのだということがわかりすぎてしまったのだ。その時点までは、私はかなり人を信じて疑わない人間だったので、子どもを傷つけるのが好きな人がそんなにたくさんいるなんて、幻滅した。とてもつらかった。

そのプログラムの流れはこうだ。警察から、またはERから連絡を受けるが、それは連絡先がどこかによって決まる。警察が連絡を受けると、彼らは私に連絡してきて、検査の必要な人物がいるといい、私がすぐに検査をするための手配をする。子どもの場合には、最近暴行を受けたわけではないことがよくあった。長い期間、性的いたずらをされていたので、証拠を集めるためにただちに検査をする必要は必ずしもなかった。そのような子どもたちとは、自宅に訪問する約束をすることもあった。普通は、その子どもたちが私のことを知り、より安心してもらうために、一緒に遊ぶだけだった。子どもたちに質問する前に、数回会うこともあった。もちろん、私が行っていた種類の検査はとても個人的なもので、子どもたちのほとんどは当然のことながら不安げだったので、私のことを信頼してくれるようになるにはしばらく時間がかかった。

八歳くらいの女の子のことを最もよく覚えている。彼女は、ある日、両親と新学期のための買い物に出かけたが、夕食の際に、車に服を忘れてしまった。車に置いてきたことを思い出すと、走って車まで取りにいったが、そのときひとりの男に捕まってしまった。その男は、彼女を連れて近くの野原へ向かった。両親はすぐに娘がいなくなったことに気づくと、警察に連絡した。捜索のため駆け出した父親が、自分の娘に暴行している男を発見した。父親はその男をぶん殴った。警察はしばらくそのままにさせておいたが、父親が男を殺すことはなかった。

その少女と両親が、その後私に会いにきたのだが、それはすぐに法医学的証拠を集めなければならないケースのひとつだった。虐待した犯人はすでに確保され、その少女は安全だったが、彼女は暴行を受けていた。だから、たとえその父親がその行為中に男を捕まえたのだとしても、それでも私は証拠を集める必要があった。その家族は、驚くほど落ち着いていた。その少女本人でさえも落ち着いていた。驚くべき女の子だった。それは決して忘れることのできない驚くべき瞬間だったといっていい。

大人なら、話をするための部屋を用意し、何が起こったのかを知るために、まずは面談をした。それから、徹底的に検査をして、発見したものすべてを写真に撮って文書に記録した。しばしば、検査中にそのストーリーのさらなる細部が明らかになることもあった。体に残った証拠が見つかったり、指紋や挫傷が浮かびあがったりすることもあった。私の最初の質問は、たいていの場合一般的なもので、「起こったことを私に話して下さい」といってから、彼女たちの表情やボディーランゲージを観察した。次に何を質問すべきかについての手がかりを探すためだ。それから、いくつか特定の時刻や体の部位などを確認するための質問に移り、そのストーリーの細部を少しずつ埋めていった。

予想どおり、私が検査した人たちの大半はトラウマを抱えていたが、たいていの場合、彼女たちは正義を望んでいた。何か恐ろしいことが起こると、ショックを受けて、思う。ああ、なんてこと、何が起きたの？　だから、彼女たちは、最初はそのことについて話すことができないでいるが、一緒に長く時間を過ごせば過ごすほど、話してくれるようになる。彼女たちのほとんどは、その人物が捕まることを望み、検査に同意することで、その人物が確実に有罪になることを期待していた。

私たちは必ず、ＳＴＤ［性感染症］に感染しないように抗生物質を投与して、予防した。だから、私たちはまずそれらの検査を行う。妊娠の予防措置として、希望する女性たちにはモーニングアフターピル［緊急避妊ピル］も与えた。もちろん、女性たちに選択肢を与えることは、論争になった。暴行されて授かった子を望む人たちがいるなんて想像できない。そのピルを拒否する人に出会ったことは一度もなかったが、そういうこともきっとあるだろう――私の経験ではないが。

こうした犯罪に対して異なる反応をする人たちもいた。時折、マディソン［ウィスコンシン州の州都］とかミルウォーキー［ウィスコンシン州最大の都市］といった都会で検査をしたが、そこには明らかに文化的な相違があった。たとえば、ヒスパニック系の男性と一緒にいる女性たちは、男性から責められることがよくあるためか、決断にかなり苦労を要するようだった。彼らは、まるでその女性たちが自分自身にその暴行をもたらし、その犠牲によって自分たちは汚されたかのように振る舞うのだった。私が対応したヒスパニック系の女性たちのほとんどは、自分のパートナーがどのように反応するかについて、とても神経質だった。

重要な有罪決定の立証にかかわったことも何度かあって、忘れようにも忘れられないケースもある。明らかに襲われたとおぼしき女性がやってきた。彼女はいった。「彼が私を殺そうとしたから、私はいまここに来たのです。彼に殺される前に、彼がやったことをすべての人に知ってほしいんです」私は彼女を安全な家に収容すると、その居場所を秘密のままにしようとしたが、彼女の夫は結局彼女を殺害してしまった。二人の息子が、母親の居場所を父親に漏らしたのだ。本当に悲劇的だった。強姦容疑は、そのケースの場合、司法取引の一部として取り下げられたので、悲しいことに、彼女の望みはかなわなかった。もっとも、彼は殺人罪で有罪となったが。

特に法廷で証言をしながら私が気づいたのは、女性たちの側に暴行を引き起こした責任がいくらかあると、いまだに多くの人たちが考えたがっているということだ。それはほとんど、もしそのようなことをされる理由がわかっていて、そのように行動しなければいいとわかっていれば、安全でいられるといっているようなものだ。それは何か意味があるのか？　あらゆる種類の人たちが、そう信じているようだった。私たちはこのような陪審審理で、証拠があれば大成功をおさめると確信していたが、必ずしもそうはいかなかった。

もし被告側弁護士が、被害者がそうなることを求めたという立場をとれば、多くの人たちは本当にそれを受け入れるように思われた。彼女の服の着方をみてみろ。夜遅くに外出していたからだろ。実際のところは、その被害を受けるのが当然だというような人などいない。女性が自分自身に対する性的暴力を求めることはめったにない。信じられないくらい立派な地区検察官と一緒に仕事をしたことがあるが、彼は揺るぎない主張を組み立てていた。結果として有罪判決にならなかったときは、いつも驚いたし、それはほとんどいつも、被告側が「彼女は被害を受けて当然である」という立場をとったときに起こるように思われた。

被害者に責任を負わせる必要性に、私は怯えた。しかし、考えてみてほしい。誰かが自動車事故で死亡したと聞いたとき、「ドライバーは酒を飲んでいたの？　シートベルトは装着していたの？車の事故で死んでしまうようなことをしていたの？」と尋ねることとあわせて考えてみてほしい。それは、自分は安全でいたいが、他人に何か問題があるのか知りたいからではないのか？　もしかしたら、同じ種類のことかもしれないと私は思うが、それでもそれに賛成はできない。

その性暴力被害者支援看護師プログラムで二〇〇二年まで働き、その年にオレゴン州に戻り、そこで、かつてとは別のクリニックで、小児科看護の仕事に戻った。私は子どもが大好きだ。子どもたちには共感することができる気がするのだ。三〇年前の看護学校時代、はじめて巡回したとき、小児科が大好きになった。そのとき、私は思った。**私はここに戻ってくるわ。**その親のために仕事をすることも好きで、子どもの面倒はお任せ下さいといって、安心させることが楽しかった。子どもたちがどんどん回復していく様子をみるのが、本当に好きだった。子どもたちの手助けをしようと介入するときには、うまくいくかどうか、たいていの場合はすぐにわかる。

私は最近考えている。**看護師でいることから学び、現在している仕事に自分をうまく適合させて**

くれるものは何なのか？　社会全体の動きをみること、二歩先を見据えること、問題に気づくこと、社会全体の動きを意識しつつ細部に気を配ること――それらすべてに目を光らせることだと思った。何かが正しくないと気づけば、それを解決するための行動を開始しなければならない。どのようにすればよくなるのか？　そしてそれは修正されなければならない。まるでパズルのピースを集めるようなものだ。

## ジェラルド・ホールマン
Gerald Hallman

私は、三六年以上にわたって保健医療にかかわってきた。一九七六年に初級EMTとして活動をはじめ、その後パラメディックとして、一〇年間救急車と病院で仕事をした。一九九一年にRNとなってからは、ジョージア州南部のPACU〔麻酔後回復室〕のナースマネージャー、グラウンドゼロ〔二〇〇一年九月一一日の米国同時多発テロ事件で倒壊した世界貿易センター跡地〕では赤十字社の看護師、各地を渡り歩くトラベルナース、二〇〇床以上の病院の経営管理者、ホスピス看護師、そして精神的・身体的に機能障害のある患者のための州立施設の所長を歴任した。看護学の学位のほかに、電子工学、電気機械工学やパラリーガル〔弁護士補助員〕の分野の学位も取得している。

私は、看護師になるつもりはなかった。一九七五年、二三歳のときに、ジョージア州アセンズにあるガラス製造会社で見積もりと製図業務の仕事をしていた。自宅で昼食をとって、オートバイで会社に戻る途中、老婦人が運転する車がUターンしてきて私に衝突した。彼女の車のバンパーが私の左脚を押しつぶした。自分ではわからなかったが、脛・腓骨は足首の真上で折れていた。オートバイが倒れてきたので、私は地面を蹴ってそのオートバイを飛び越えようとしたのだが、そのとき、足がぽきんと折れ、私から約四六センチ離れて落ちたのだ。起き上がろうとして、見下ろして、思った。くそっ。もちろん、私はショック状態になったが、気を失うことはなかった。ずっと意識はあった。

私が倒れている場所から、道をはさんで向かい側にある店から出てきた男がいった。「あんたの脚に止血帯をするよ」私はいった。「いや、しないでくれ」私は自分が住んでいる地域で、一九六六年からずっとボーイスカウトのシニアスカウトインストラクターをしており、応急処置を教えていた。止血帯をつけると、止血帯よりも下がすべて失われる可能性があることを知っていた。だから、私は、救急車が到着するまでずっと、特定の部位を直接圧迫し、脚を持ちあげておく方法を教えた。

私の上司が、偶然通りの反対側にいた。彼は、私の具合をみようと駆け寄ってきたので、私は自分が契約をとって提出する準備ができているもの、またどういった入札になりそうか、その際どういった製図が必要となるかなどを伝えた。彼は、こんなときにおまえは正気かといった表情で私をみたが、そのとおりだった。しかし、それが私だったのだ。

ＥＭＴたちがようやく到着したとき、私はすでに自分自身の評価を終えていた。負傷の部位と程度を彼らに伝えた。彼らは私の足と脚を一緒にして、エアースプリント［骨折などした手足の固定に使う空気副子］を装着した。エアースプリントは、その脚にずっと圧力をかけ、脚を切断することなく出血をコントロールした。私の足は引きちぎられたために血管がねじれ、大きな血管を除いて基本的に切断されていた。そしてエアースプリントが装着されることによって、脚の血液循環がある程度維持された。もちろん、外れた足へ血液は供給されなかったが、その足がエアースプリントのなかに入れば、足の中の血液は失われない。そして、私の搬送準備が終わると、足を保存するために足の周囲に氷が置かれた。

聖メアリー病院という、アセンズにあるかなり大きい病院が、衝突現場からほんの八〇〇メートルほどのところにあった。私を最初にみたＥＲの医師がいった。「あなた、足がなくなりますよ」私は、セカンドオピニオンを希望すると彼に伝えた。たまたま病院内を歩いている医師がいた。ヒュー・ヘースティングズという名前だった。彼は整形外科医だったが、その病院の医師ではなかった。友人を訪ねてその病院に来ていたのだ。彼の姿をみかけた誰かが私をみてくれるよう頼んでくれたのだ。彼は私の脚と足を持ちあげて、じっと見つめた。私はいった。「もとどおりになりますか？」

「ああ、私にならできるよ」彼はいった。

「どうやってやるんですか？」

「今みせてやるよ」

彼が部屋から出ていったので、てっきりボルトやネジやプレートを持って戻ってくるものだと期待していた。しかし、彼はエルマーズ［接着剤］の入ったボトルを手に戻ってきた。「整形外科医がこれまでに発明したなかの最高傑作だ」その男は頭がおかしいと思ったが、私は彼に自分の命を預けた。彼のユーモアのセンスは、私のと同じくらいひどかった。彼はいった。「ベトナムで、これよりもっとひどいのをみたぞ」マッシュドクター［陸軍移動外科病院の医師］として、彼はベトナムで三回勤務したことがあるということがわかった。

だから、私は手術を受けて、ICUで三日間過ごした。その後一九八七年までの間に、私はさらに一七回の手術を受けた。また、足首を修復するために背中の筋肉をとられるなどの皮膚移植手術に七回臨んだ。しかし、重要なことがある。路上で処置をしてくれたEMTたちが、最初の手術後に私のところにやってきた。「さあ、ここにサインして」彼らはいった。「EMTになるための応募書類だ」一九七五年に、松葉杖をついたまま、EMTの学校に入学した。翌年卒業し、その後すぐに、看護学校に応募した。

一九七六年当時、看護の環境は現在とは異なっていた。他の四人の男たちと普通の看護学校に入学したが、そこの教員はすべて女性で、彼女たちは男性看護師という考え方が気に入らなかった。それどころか、彼女たちは私たちに向かってはっきりといった。「看護に男性の入り込む余地はありません」そして、私たちは誰ひとり、そのプログラムを終えることはなかった。私たちには患者に共感する方法がわからないから、患者をケアする能力はないといわれたのだ。一九八八年まで、そのプログラムを卒業した男性はひとりもいなかった。

だから、私はパラメディックになるトレーニングを受けに戻り、そこで多くの経験を積んだ。あるとき、聖メアリー病院が看護師不足に陥り、パラメディックがＩＣＵで仕事をすることになった。当時の州の法律では、救急治療あるいは重症治療と判断されるものは何でもパラメディックによって対応することが可能だった。ＲＮには行うことが許されていない仕事も、私はいつもやった。コードの場合は、私がその患者に挿管した。胸腔チューブやセントラルラインを入れることさえした。しかし、それでも私は看護師になりたかった。

病院管理者のひとりから、リージェンツ大学のプログラムのことを聞いたことがあるかどうか尋ねられた。現在の仕事を続けながら、学位を取得してＲＮになれる方法だと説明された。彼はいった。「病院が経費をすべて負担するとしたら、興味あるかい？」私はいった。「もちろん」私は申し込みをして、一九九〇年五月に最初の試験を受けた。授業はすべて履修して合格し、一九九一年にすべて修了し、残りは臨床試験に合格するだけとなった。その臨床試験は、三日間の臨床能力評価で、金曜日に教育施設のグラディ病院ではじまった。プリセプターがつき、患者が死んだりしないよう注意深く監視した。

金曜日の夜にまず検査をしたが、うまくできた。土曜日に、二人の患者を受け持った。ひとりは小児科の患者で、脱水状態だった。彼は水分をまったく受けつけない状況だった。私は病室に入ると、一〇分間くらいただ彼に話しかけた。それからカフェテリアに行き、氷入りのジュースがたくさん入ったボールを持って帰った。彼はそれを受けとると、飲み干した。水やミルクは好きではないが、ジュースは大好きなんだといった。その日が終わるまでには、彼は水分が補給された状態になった。プリセプターが私にいった。「どうしてそうすることがわかったの？」私はいった。「子どもがいますから。私は父親なんです」

日曜日は、私にとって最後の患者を担当することになっていた。すべての情報を再検討するために、午前六時に病棟に入った。プリセプターの視線が行き交うなか、座って、心電図を読んでいると、その患者の主治医が入ってきていった。「彼の心電図あるかい？」私はいった。「はい、ちょうどみていただきたいところがあるんです」私は調律を指していった。「みて下さい。先生はこの薬を処方されました。いいんですが、その薬を変更すればもっとよくなると思うのですが」私は、もし別の薬で治療したら、調律がどう改善されるかを説明した。彼はいった。「よろしい、君のいうとおりだ」彼はカルテをとり、指示を書き換え、その後、検査は滞りなく終了した。次に私がやらなければならなかったのは、州の試験を受けることだった。ライセンスを取得するとすぐに、ずっとパラメディックとして働いていた病院で、主任看護師として採用された。

神経外科病棟は二八床で、四人から五人の看護師が勤務していた。六カ月から八カ月勤務した頃だったと思うが、最初の看護学校時代に私に最も嫌な思いをさせた例の看護師が廊下を歩いてきた。彼女がいった。「あら、あなたはここの雑役係じゃないの。主任看護師にいわないと」私はいった。「あなたの目の前にいますよ」

「どういう意味？」彼女はいった。

「私は主任看護師です。何が希望ですか？」

「私の担当する看護学生たちに、ここで神経外科を学ばせたいのよ」

私は彼女にいった。「それはいい。でも学生たちは来ていいが、あなたはだめだ、あなたの判断は信用できない。判断力が欠如しているからね」

「あなたの上司に話すわ」

私の上司がやってきて、彼女の不満を聞いた。上司は彼女をただみていった。「もしジェラルドがあなたを信用していないというのなら、それで十分よ。学生たちは来てもいいけど、あなたはだめよ」

気分が晴れた。

その後、私はPACUと呼ばれる回復室へ移ることを求められた。PACUでは、重症治療が必要なさまざまな患者をみた。開心術を受けた患者とか、深刻な種類の外傷の患者をみて、ICUでやるような方法でその患者たちをケアして、処置が終わると、別の看護師に引き継いだ。

PACUでの勤務初日、私は一八時間過ごした。神経外科病棟の上司が座っていて、彼女はいった。「戻ってこないんでしょう?」だから、私はいった。「ええ、ここの仕事が好きですから。楽しいんです」彼女は、私を見つめていった。「これが楽しいって思うの?」その仕事で私にとって楽しかったのは、アドレナリンがほとばしるところだ。パラメディックで出動要請——外傷、衝突事故、銃撃、そのほか何でも——を受けたときと同じだ。懐かしいアドレナリンがどんどん出てきて、光よりも速いスピードで考えなければならず、そのせいか本当に熱中する。あらゆることが非常に明瞭になり、すばやい決断ができ、そしてとても楽しい。誰かの生命を維持するために、血液ポンプや点滴やその他すべてのものを維持していかなければならないのだ。

文字どおりトレインレック［「列車事故」に遭ったような惨状］といった患者が運ばれてきたことがあった。車に乗っていて列車に衝突されたのだ。金曜日の夜、ちょうど午前零時をまわった頃に彼が運ばれてきた。PACUに運ばれてくる前におよそ一〇時間にわたってすでに手術を受けていた。両側性胸部挫傷だった。私たちは胸腔チューブをローテーションさせ、一五分間クランプし、次に一五分間リリースした――両側で。排液させ続けることはできなかった。圧力を下げなければならなかった。出血が続いたので、あらゆる種類の輸液や血液の点滴を吊るしていた。肋骨が肺に刺さっており、手術の間、彼の命をつなぎとめておかなければならなかった。

麻酔専門医、CRNA［認定登録麻酔看護師］、呼吸器専門医、そして心臓外科医がいて、もうひとりの看護師と私を含めた全員が、ずっとこの男のベッドサイドに立っていた。医師たちは、隣のストレッチャーで仮眠をとった。土曜日午前二時から日曜日の午後六時までずっとつきっきりだった。まさかと思うだろうが、彼は生き延びた。

板ガラスの窓に顔から突っ込んだ一八歳の子どもが運ばれてきたこともあった。首の前部から脊椎まで、ほぼスライスされたような状態だった。右の頸動脈、右の内頸静脈と外頸静脈を切り、現場で全血液の八〇パーセントを失っていた。手術室に運ばれてきたときは圧迫を施されており、彼の血液は少しピンク色だった。それは血液というより点滴輸液だった。

ＰＡＣＵの看護師として、手術室へ行って処置の開始を手伝ったり、回復室に入ってくる患者に備えたりもした。そのケースでは、私は両手で患者の頸静脈と頸動脈を持ちつつ、安定させるために医師に縫合させた。その後は、肺の機能を維持するべく手伝った。

それと同時に、アセンズ近くのもっと小さな病院から男が移送されてきた。彼はまずいときにまずい場所にいたばかりに、誰かに腹部を深く切られ、腸が飛び出していた。運ばれてきたとき、その腸はビニール袋に入れられ、腹の上に置いてあった。だから、私たちはそれらを押し込んで縫合しなければならなかった。しばらくの間、その二人のひどい外傷患者で、その場は本当に戦場のようだった。

翌日、窓に突っ込んだ子どもは目を開けると、質問に答え、指示に従い、私たちの手を握り、そしてようやくやってきた両親に気づいた。帰宅する前に、私は両親を脇に呼んでいった。「いいですか、あなた方の宗教的信仰が何であるかは構いません。私には関係のないことです。しかし、ひとつだけいっておかなければなりません。小切手帳を持って、牧師を見つけ、まだ支払っていない一〇分の一税のために小切手を切る必要がありますよ。あなた方は神様に恩を受けています。だから私たちに恩を感じることはないのです。私たちは、息子さんが手術室から生きて出てくるとは思っていませんでした。息子さんに「Ｍ」の文字をスタンプして、彼のことを『ミラクル』と呼んで下さいね」回復した後、彼の身体機能の低下は五％未満だった。それだけだった。信じられないことだった。過去三六年間にわたって、私は信じられないことをたくさん目撃してきたが、これはそのなかでもトップクラスの出来事だった。

もっとも、外傷がすべてではなかった。かなりおかしなことも起こった。たとえば、豊胸手術を受けた後にやってきた女性がいた。最初に来たとき、彼女はまだ少し吐き気があったので、鎮痛薬を少し与え、首に冷たい布をあてると、彼女はうとうと眠り込んでしまった。目を覚ましたとき、その布は首から五センチから八センチくらい滑り落ちていた。彼女はストレッチャーの上で背中をまっすぐにして座っていたが、その布が落ちていることに気づくと、ガウンをぐいっと引き上げて、一八人もの患者たちの前で叫んだ。「私はおっぱいを手に入れたのよ」すると、彼女は私のほうを向いて、一連の質問を浴びせてきた。

「おっぱいは左右同じ方向を向いてる?」

「左右の大きさは同じ?」

「同じ高さにみえる?」

真っ赤になった私は、ほとんど答えることができなかった。他のみんなは笑いがとまらずに、私たちを見つめていた。ようやく私はいった。「すばらしいですよ」そして彼女にガウンを着せた。

私は、患者たちのケアをすることが大好きだ。おかしく聞こえるかもしれないが、患者たちの手助けをしているのだという事実が好きなのだ。最終的に私をそこから追い出すかもしれないのは、事務仕事や他のくだらないことだ。もし「看護師になるべきですか?」と尋ねられたら、私は躊躇せずに「イエス」と答えるだろうが、選ぶ領域については、慎重に選択することをすすめる。

看護にはさまざまな領域があるが、死ぬほど働かされるところもある。多くの病院が、現在は看護師たちに、より少ない賃金でより長い時間働くことを求めている。内科・外科病棟に行けば殺される。整形外科病棟なら重傷を負う。産科ならまだいいが、そうはいっても責任を負わされる。赤ちゃんのケアがしたいという理由で、たくさんの看護師がその領域に入ってくる。私には、スピードを出している救急車の後部で三三人の赤ちゃんを分娩させたという経験があるが、もうそれをする必要もない。

私は、特殊な病棟での仕事を探しているが、もしかするとそれは泌尿器科とか腎臓内科かもしれない。その領域は、本当に大変だろう。呼吸器内科もいい――やってくるのは、一貫した問題を抱えた一貫した患者たちだ。アドレナリン依存症なら、ERとかPACUがぴったりだし、何時間も立ちっぱなしでいられるなら、大丈夫だろう。

そういうわけで、私は回復室が好きだ。手術はみるが、戻ってきて座り、運ばれてくる患者を待つ。PACUでは、重症治療を引き受けて、二、三時間身を粉にして働くことになるが、安定すれば、送り出せる。そのうえ、すばらしく容易なケース――虫垂切除術の患者を引き受けるようなこともある。二、三薬を与え、三〇分くらい引き受けて、そして病棟に戻す。その患者たちはハッピーで、自分もハッピーだ。

私の弟が、二年前に看護学校を卒業した。卒業の翌日、彼は五〇歳になった。看護の世界に入ったのは、私がやっていることをみて、同じことがやりたいと思ったからだといった。彼はそれが大好きだという。そこに立って、誰かのケアをしているとき、特に重症治療の領域には何かがあるようだといった。

もし患者たちのケアだけに集中できるなら、私は一日中それをするだろう。私は自分の能力などあてにしていない。神様のおかげでこの仕事をすることになったが、私はこの仕事が大好きだ。看護師になるのにはたくさんの理由があるだろうが、私にとって、それは天職だと心から思う。看護で気分がいいのは、一日の終わりに誰かのためにできることをすべてやったと実感するときだ。患者の家族に通りでばったり出会えば、その人たちの母親、父親、あるいは子どもを十分ケアしたことに感謝して抱きしめられることだってあるかもしれない。彼らはいう。「ありがとう」そして、彼らがまっすぐこちらをみると、何がいいたいのかがわかる。それが看護というものだ。それが本当に報われるということだ。

もちろん、他の職業に就けば、もっと収入を得ることができる。たとえば、火薬に点火することで大金が稼げる。一九六九年、建設会社で、岩を吹き飛ばす仕事をして、時給二五ドル稼いでいた。納屋、あるいはサイロを取り壊してほしいという希望があれば、それを破壊した。土地を開墾してほしいという場合は、起爆コードを周囲に巡らせて、すべてを取り壊した。その仕事によって、高校を卒業したときに、一九六九年式ムスタングの新車を買うことができた。二八〇〇ドルを現金で支払った。アメリカ製マグホイール、白いオーバルタイヤ、四ドア、大きな吸排気装置がついていた。悲しいことに、ある晩、州間高速道路二〇号線上で、車を爆発させてしまった。カマロZ—28

の少し前方を走っているときに、エンジンの連接棒が折れて、エンジンの部品が道路上に散乱してしまったのだ。その日、私は大泣きした。

## メリンダ・キャッソン

Melinda Casson

私は、LPN養成学校を卒業後すぐに、ニューヨーク州オスウィーゴにある小さな病院で働き、その後ペンシルベニア州に移った。二年間、そこの家庭医療診療所で働き、恋人と別れた後、オスウィーゴに戻った。シラキュース地区で二年間、臨時雇いとして働き、その後、郡の在宅ケア事業所の仕事に就いた。そこで九年間働いた。現在は、創傷ケアと高圧酸素療法の分野で仕事をしている。

私は、あらゆる人が創傷ケアに向いているとは思わない。そこには少し嫌な要素があるかもしれない。看護師はすべて、ある程度まで体液を扱うことに慣れなければならないが、創傷ケアというのは不快な臭いがして、しかもぬるぬるすることがあっていささか特殊である。患者が起きて私に話しかけている間に、その患者の胸腔内に手を入れたことがあった。開心術が失敗に終わり、胸骨が戻らず、あらゆるものがある程度まで開いていたためだ。

私たちが「この傷は本当に嫌な感じにみえるんですけど、深さを測定してもらえませんか？　Q

チップス［綿棒］をあてるのも気持ちが悪いんです」というと、医師でさえぎょっとした。彼女は、指先を内部に滑り込ませていった。「心臓が鼓動しているのが指先に感じるわ」その傷は大きく開いてはいなかったので、心臓の鼓動はみえなかった。指を入れることはできたが、手全体は無理だった。心臓がそのように外にさらされているのに動き続けているということが理解できなかった。そんなことは起こるはずがなかった。

そして、壊疽《えそ》があり、ウジがわくこともあるが、そこにウジがわくことは必ずしも知られていない。視力が弱いことのせいにしたいが、たいていの場合は衛生状態が悪いからだ。ハエが一匹飛んできて、汚らしい小さな卵を産みつけるだけでウジがわき、そしてウジは死んだ組織が大好きだ。傷をきれいにするために医療用ウジを使っているところもある。私たちは使わない。私たちのところの医師は、すばやく処置して、メスで効果的に死んだ組織を取り除くことができるからだ。それは、医療用ウジを使うよりもかなり速い。しかし、私が言及しているのは、医療用ウジではない。家の周囲をブンブン飛びまわり、傷口に飛んでくる種類のハエのウジだ。

公正を期して正確にいえば、とてもたくさんの死んだ組織があってウジが発生していれば、その患者の神経終末は死んでしまっている。ウジの動きは感じないかもしれない。あるとき、実際にそれが起こった。自宅で生活していて、家族がケアをしている患者に起こった。ナーシングホームの患者で、ウジが包帯のなかのつま先のまわりで群れになって動いていたのだ。彼女のケアを担当していた看護師は、私にウジに対処する専門的な技術があることを知っていた。私が廊下にいると、その患者の病室入口のところでその看護師に呼びとめられたのだ。「メリンダ？　あなたに手伝ってほしいの」彼女の青ざめた表情と声の調子から、ウジのことだと直感した。必要な道具をつかんで病室へ入ると、案の定、傷のところはウジだらけだった。

それらはベタジンに浸《ひた》さなければならない。それでウジを殺すことができるが、もし床に落ちると、特にカーペットの上だと、本当に速く動くのでやっかいだ。幸いなことに、カーペットは敷いてなかった。そういうときは塩化エチルを使って、それらを凍らせればよいのだが、それはすばやく麻酔をかける際に使われるスプレーだった。それから、ベタジンに浸す。それにはやがて慣れるようになるが、正直なところ、在宅ケアではじめて経験した後は、数週間食事が喉を通らなかった。

私は、創傷ケア・高圧酸素療法センターで仕事をしている。私たちは、ニューヨーク州シラキュースの聖ジョセフ病院ヘルスセンターやヒーロジックス社と協力関係にある。その会社は、病院と協力して、各地で特別なセンターを開いて運営している。その仕事は、本当に文字どおり、私のところに転がり込んできた。

私は、郡の保健局在宅ケア事業所で九年間働いてきて、創傷ケアをたっぷりと経験してきた。在宅ケアの大部分は、包帯を交換し、ウーンドＶＡＣを使うことだ。ウーンドＶＡＣとは、陰圧創傷療法システムのことで、ある種の多孔質発泡体を傷に実際に注入するものだ。それから、粘着性のビニール製ラップに似たものでそれを塞ぎ、包帯の下にはチューブを取りつける。そのチューブはウエストポーチよりも少し大きな機器に接続されているのだが、それは吸引装置だ。それが傷口から膿や排液を取り除き、感染のリスクを下げる。

本当に問題となる在宅ケアの患者がいた。彼は問題を引き起こす人物で、ある看護師たちと別の看護師たちを互いにけん制させていた。彼がミールズオンホイールズ［食事宅配サービス］のシニア向けランチ会場でも似たようなことをしていると、別の患者たちが教えてくれた。だから、ついに私たちは、創傷ケアと在宅ケアの看護師たち、そしてそのやっかいな患者を、創傷ケアセンターの同じ部屋に入れることに決めた。意図していたことではないが、一日のうちの半分はそのセンターにいなければならなかったため、いろいろな人と出会い、しかもその人たちの仕事ぶりを観察できたことは、私にとってプラスとなった。そこの臨床コーディネーターも私がＬＰＮであることを知っており、勤め口が空くと、私に応募するようすすめてくれた。結局はその仕事に就くことになり、幸運にもこの六年間在職している。

私の母親もＬＰＮだった。父親は電気技師だった。時折、父は仕事で町を出なければならなかったが、やるべきことはやっていた。父が亡くなったのは一九八二年、私が小学五年生に進級する前の夏だった。ニューヨーク州オスウィーゴでのことだ。父はベトナム戦争の退役軍人で、オレンジ剤にさらされていた。彼は、一九七〇年、その化学物質が体内ですでに変化していることを知らないまま帰国した。およそ一〇年後、肺がんを発症し、彼の死後、ようやくオレンジ剤にさらされたことにその原因があることがわかった。あっという間の出来事だった。診断から死まで、たったの八カ月だった。その後、母親は、私たちが住んでいたところから半ブロックのところにある私が通っていた小学校で、教員助手としての仕事に就いた。それはうまくいった。学校で過ごす時間と休みが、母親と私は同じだったのだ。

私が中学二年生になったとき、母親は学校に戻った。オスウィーゴ郡BOCES実践看護学校に入学したのである。母は、学校の友だち数人と、ダイニングテーブルで勉強することになり、私はリビングルームで宿題をすることになった。もっとも、こっそりと、彼女たちが解剖、循環、あるいはその他勉強している科目について話し合う様子を聞いていた。母親が学んでいることに興味をそそられたのか、徐々にそれらを吸収していった。

高校では、私は全科目で優秀な成績をおさめ、一九九二年に最優秀の成績で卒業した。しかし、学資援助がうまくいかなかったので、大学へは進学できなかった。三年生のときにはフレンドリーズ「レストランチェーン」で働いていたので、卒業後もそこに残って働いた。その後、ナーシングホームの看護助手トレーニングクラスの広告が新聞に掲載されているのを目にした。私は考えた。新しいことをやってみよう、まずは看護が自分のやりたいことかどうか判断してみよう。その時点で、私のなかでは、看護師になりたいという気持ちがはっきりと芽生えていたが、一〇〇パーセント前向きというわけではなかった。だから、私はトレーニングを受けて、看護助手として働いた。それをやりながら、母親と同じ学校に通って、LPNの資格を取得した。母が教えを受けたのと同じ指導者数人の授業も受け、楽しかった。

私は、オスウィーゴ病院で二年間働き、その後、当時つきあっていた人とペンシルベニア州へ移り住んだ。そこの家庭医療診療所で働いた。その恋人と別れると、どこへ行くべきかわからなくなった。その翌日、母親の同僚のひとりから、母がひどい心臓発作を起こしたという電話をもらった。四八時間以内に、人生を変えるほどの出来事が二つも起きて、私はやりきれなかった。

幸いなことに、心臓発作を起こしたとき、母親は職場にいた。その病院である晩看護師が必要以上に配置されたことがあったのだが、母が帰宅しなかったのは運命だった。賃貸アパートを所有していた母は、管理者にいった。「私は帰ってもいいですよ。アパートでやらないといけないことがあるんです。明日の朝、部屋をみにくる人がいるんで」とはいえ、そのときまでに母はRNになっており、法的人員配置の理由によって、管理者は余分にRNを確保しておかなければならないという事情があった。だから、彼はLPNのひとりを帰宅させて、母はそこに残っていたのだった。もし帰宅していたら、その夜死んでいたであろう。しかも病院に残っていただけでなく、ちょうど一階のカフェテリアにいたのだが、それはERのすぐ隣にあったのだ。

だから、私は緊急時の航空料金を支払って飛行機で戻り、開心術から回復する間、母のケアをした。私はまた、恋人との破局から、精神的に立ちなおろうとした。結局は、ペンシルベニア州に飛行機で戻り、所持品をすべてまとめて、車でセントラルニューヨークへ戻った。その後、シラキュースの人材派遣会社を通じて仕事をもらい、その地区のいくつかの医療機関で、あるときは看護師として、またあるときは受付係として働いた。もっと一貫したことを望んでいたが、結局残った仕事のほとんどは受付係の仕事で、賃金もより低いものだった。私は受付係として働くために看護師になったわけではなかった。郡の在宅保健ケア事業の仕事の求人が新聞に掲載されたとき、私は応募した。六人のLPNが雇用され、そのうちのひとりが私だった。

そこで九年間働き、二〇〇六年六月に、この聖ジョセフ病院創傷ケア・高圧酸素療法センターに移った。その三カ月後、二〇〇六年のレイバーデイ［労働者の日、米国の多くの州では九月の第一月曜日］の週末に、母親は出血性脳卒中を起こした。動脈瘤が破裂した。三週間入院して、他界した。その後すぐに、私はRNになるために学校へ戻った。自信はなかったが、もしかすると、それは母を敬《うやま》い、母という存在を離さずにつかんでおくための私なりの方法だったのかもしれない。

私は今の仕事がとても気に入っている。七時三〇分に勤務開始、最初の患者は七時四五分にやってくる。ここにきて、タイムカードを押し、自分の部屋のコンピューターを起動させる。カルテがラックに出てきたら、患者を入室させて、包帯を外す。痛みの程度と、前回の通院から薬が変わったかどうかを尋ねる。患者の大半は毎週やってくるので、たいていの場合は、一週間がどうだったかを尋ねる。たとえば、イースター後の第一週なら、「イースターはどうでしたか？　誰かの家に行かれましたか？」と尋ねる。そういった種類の差し障りのない質問には、明確な目的がある。世間話によって、たくさんのことを見つけ出すことができるのだ。しばしば、患者がそれほど重要であるとは思っていない必要不可欠な情報を発見することだってある。

包帯が外されると、私は傷を評価する。概して、傷は創傷清拭される必要があるのだが、それは粘液性の残留物は、医師がメスできれいにしなければならないということを意味している。だから、私は液体のリドカイン［局所麻酔薬］をガーゼに注ぎ、傷の場所に麻酔をかける。患者には快適な気分になってほしいが、そうでなければ彼らは来院しなくなってしまう。それから、何枚かの書類にサインして、医師にその患者についての最新情報を伝える。「こちらは誰それです。彼は足首にその怪我を負いました。痛みはよくなっていて、抗生物質で治るでしょう。傷はよくなっています。痛みは最小です」

そのようなプロセスが、毎日何度も繰り返される。もちろん、傷の種類はいろいろだから、私たちが行う処置もいろいろあるが、どんな傷も軽くみることはしない。すべての傷は潜在的に深刻だと考えている。治癒しない傷は、カチカチいう時限爆弾の可能性がある。皮膚は、感染に対する体の最初の防御線で、それが破られるときは、そこは細菌にとっての開かれたドアとなる。細菌恐怖症患者がどう考えようと、私たちは滅菌された人間ではない。私も同じだ。私が一日に何度手を洗い、消毒剤を使おうが、誰にもわからないだろう。

傷がどれほど急速に恐ろしい状態になる可能性があるかを示そう。最近受け持ったかなり状態がよかった患者で、アプリグラフ［細胞から作られた代用皮膚］を使った患者だ。まさにその翌日、その妻から連絡があり、突然彼が発熱し、悪寒がするというのだった。戻ってきた彼の足の状態はかなり急速に、かなり悪くなっていたので、ＥＲへ送った。それはアプリグラフに対する反応ではなかった。足の血流はよくなく、感染が骨に損傷を与えていた。彼は実際に、足の一部を切断しており、骨の損傷部分はしっかりと除去してあった。しかし明らかに、また感染していた。

アプリグラフは、小さなペトリ皿に入った合成皮膚移植片だ。ひとつひとつ特別にオーダーしないといけない。アプリグラフは、室温で出荷される——冷蔵や冷凍の必要はない。冷却用ジェルパックが一緒に入れてあるので、特に暑い季節でも温度が高くなりすぎることはない。私たちが使用する別のタイプの移植片は、死体皮膚で、凍結保存されているので、ドライアイスと一緒に出荷される。その死体皮膚は、四センチ×四センチ、四センチ×八センチ、四センチ×一六センチくらいの大きさで、小さいがそれらには網目があって、伸縮性がある。アプリグラフは円形で、直径は五センチから六センチくらい、スタイロフォーム製コーヒーカップの底くらいのサイズかもしれない。そして、アプリグラフは同一サイズ——ひとつのサイズでつくられる——だから、ひとつの傷に対して二つ以上注文しなければならない場合がある。もし不規則な形の傷なら、アプリグラフはそれにあうようにカットできる。

私たちは、実験室で培養された皮膚移植片を使う。中間層皮膚移植片を試すべく、患者の脚から皮膚の一部を取り出すことはしたくはない。なぜなら、その患者の治癒の状態がよくないからだ。すでに存在する傷が治療できていないのに、なぜ別の傷をつくろうというのか？　しかも皮膚を切りとる際の、採皮する部分の痛みは相当なものだ。それはかなり浅い。神経終末はすべて表皮の近くにあるのだ。実験室で成長したとてもよく機能する製品があるのに、なぜものすごい痛みを患者に与える必要があるのか？

アプリグラフは拒絶されるようなことはないので、はっきりいって、かなり扱いやすい。死体皮膚は凍っているので、解凍しなければならず、患者が部屋に入るまで解凍をはじめることはできない。それまで解凍をはじめられないのは、その患者が感染症に罹っていることがわかる場合があるからである。死体皮膚は高価なので、それを無駄にはしたくないというわけだ。アプリグラフには、人間の皮膚が持っているすべてが含まれているわけではないが、成長因子と細胞は含まれており、私たちがおそらく最もよく目にする糖尿病性足潰瘍に対する使用をFDA［米国食品医薬品局］が認めている。

糖尿病患者は、足に創傷ができやすいが、それは糖尿病が血液循環に影響を与えるからである――外科的に修復できる動脈、バイパスやバルーンできれいにできる大きな動脈だけでなく、皮膚にまで血液を供給する小さな動脈にも。小さな動脈を修復することはできないので、創傷がそのまま残るというリスクが高くなる。さらに、長い間に、糖尿病は神経にもダメージを与えるので、患者は感覚がなくなる傾向がある。健康な人なら、サイズがあっていない靴をはくと足が痛くなるので、かなり早くに気づくだろう。糖尿病患者は、普通の痛覚が欠けているので、傷が骨まで達しても、それに気づかないで歩くことができる。そして、靴を脱ぐと、靴が血まみれになっていてショックを受けるのだ。

私は、今やっている仕事のすべてがとても気に入っていて、創傷ケアも大好きだ。本当にすばらしいチーム――看護師たち、医療秘書たち、そして医師たち――で、私たちはみんなで患者をケアする。しかし、恐ろしい日などないという看護師は嘘をついている。今日は誰かの命を救うために行くんだとか、これから誰かを治療するところだなどと考えながら仕事に出かけることはない。そんな考え方は、かなり尊大ではないだろうか？　ご存知のように、患者の負担のことで、同僚のことで、あるいは何か別のことでバーンアウトしてしまい、自宅へ戻れば、「一緒にフライドポテトはいかがですか？　特大サイズにしましょうか？」というセリフの練習をしたりしてしまうことだってある［ファーストフード業界に転職することを考えはじめる］。そして、その気持ちは二、三日続くかもしれないが、結局のところ、看護の仕事を離れることなく、もう一度戻ってくる。私は、母の娘なのだ。私は遺伝学的にみて、看護師なのだ。もし何かが壊れようとしていれば、私はそれを修復する手助けをしようとするのだ。

　奇妙に聞こえるかもしれないが、この仕事のひどいところも本当に好きだ。理由はわからない。看護師になるにはユーモアのセンスも必要だと思うが、創傷ケアの看護師になるためには、本当に一風変わったユーモアのセンスが必要だ。実にひどいユーモアこそ、私たちにとっては生命を維持するものだ。ジョークのおかげで、私たちは正気でいられる。私たちのスタッフは、みんなが少しひねくれているという点で並ぶものはないので、誰も簡単に気分を害されるようなことはない。昼食時の私たちの会話を聞いたら、たぶん普通の人なら髪の毛が抜け落ちてしまうだろう。私たちは、食事をしながらでも、昼食前にみた患者の傷について話せる――私たちが包帯交換している間、どんなにそれがひどい臭いで、患者がどんなふうにそこら中にうんちをしたとしても。そんなふうに食べて、食べ損なわないことができる。もっとも、その仕事内容を理解しない人にとっては、私たちのユーモアはたぶん粗野に聞こえるだけだろう。

私はまた、患者を指導する際、患者の理解のレベルに合わせて説明するのも好きだ。自分の語彙を調整し、患者の問題は何か、そしてどのようにケアするかを明快に説明しなければならない。自分にできることはすべて知りたいという患者もいる。それほど知りたくないという患者もいる。だから、患者が看護師から多くを学べるように、患者についてもたくさんのことを学ばなければならない。

もちろん、悲しくなるときもある。がんによる創傷を抱えた患者がいた。そのことをすでに知って私たちのところにやってくる患者もいるが、多くの場合、私たちが生検をして、診断を下し、そしてがんに罹っていることを告げなければならないのだ。それは最悪の状況だ。なぜなら、傷ができて、創傷ケアの専門家のところへ来るときは、患者は治してもらえるものだと思っているからだ。しかし、私たちは告げなければならない。「残念ですが、それはがんです。手術を受ける必要があります」と。

黒色腫に罹った患者は、本当に気の毒だった。彼女が苦しんだしこりは、大きくなって、ぱっと開き、そして潰瘍が生じ続けた。そして、その臭いは強烈だった——すぐに胸が悪くなるようなんの創傷の臭い。その患者は自分が何に罹っているか知っており、どんどんしこりが飛び出してくる様子もみえている。傷が変わりつつあるときに自分の体をみて、いう。「わー、また新しくできてる。昨日は開いてなかったのに、今日は液が流れ出ている。うわー、すごい臭いだ」彼女が最終的に死に至るがんに罹っていることだけでも十分ひどいのに、その間ずっと死ぬほど悪臭を放ち、それにも耐えなければならないなんて。

乗り越えるために、わざわざ楽しいことを思い出さねばいられないときもある。ナーシングホームで看護助手をしていた頃を思い出すことがある。ひとりの小柄な老婦人がロッキングチェアに座り、花柄の普段着を着ていた。彼女は編み物をしていて、私たちを見上げて、誇らしげに、アフガン編みでブランケットを編んでいるのだといった。今でも笑いたいと思うときは、彼女のことを思い浮かべる。

## ドクター・ダネット・ウッド

Dr. Danette Wood

RNとして勤めてきたこの二七年以上の間に、私は何千人もの患者たちをベッドサイドでケアしてきた。それに加えて、教師として一八年間、一〇〇〇人以上の看護学生たちが、BSNを取得して卒業し、看護の職場に入るのをみてきた。二〇〇三年、私はジョージアサザン大学の教育優秀賞を受賞した。

幼い頃、双子の姉と私は、自分たちを結びつける言葉をつくり出して、互いにその言葉でコミュニケーションをとっていた。デニスと私は、きょうだいで一番年下の二人で、母親は上の四人のことであまりにも忙しかった。だから、母が私たちの言葉を理解するのには、しばらく時間がかかった。

母は私たちみんなに、大学を出るようにいっていたが、それはただの期待だった。母が亡くなる直前に私たちの生い立ちを話してくれるまでは、なぜ母が私にはあまり話しかけてくれないのかがわからなかった。私のほうから話しかけることはできなかったので、私がそこにいることに彼女は気づかなかったようだ。それは、吃音者の場合にはごく当たり前のことだった——ほとんど私たちは存在しないようなものだ。私は教育を受けることができないはずだった。話さなかったので、愚かだと分類されたのだ。それが公立学校から排除された理由だった。これはごく普通のことだろう。しかし、私は、自分が誰かに依存し、世話をされ、そして成功しないだろうとは決して思っていなかった。

母は私をカトリック系の私立学校に入れた。当時、言葉でコミュニケーションをとる能力がないということは学ぶ能力がないということに等しいと教師たちが思っていたとしても、修道女なら私に愛情を注いでくれると考えたからだ。あなたは学ぶことができないといった人はひとりもいなかったが、本当に何かを学ぶことができたときは自分でも驚いた。そして、二年生になって、シスター・アンが、知識という驚くべき世界に私を案内してくれたときに、彼女を手本にしたいと心から思うようになった——教師になりたかった。声がない状態だったが、アンのようになれないだなんて、一度も頭に浮かばなかった。

子ども時代のことをあまり覚えていないのは、それを遮断したからだと思うが、双子の姉がいろいろなことを教えてくれた。彼女が私の声の代役をしてくれたことは、よく覚えている。私は音節の八〇パーセント以上をどもっていたのだが、それは二音節の単語をはっきりと発することができないということを意味していた。それでも私はよく単語の前の母音を滑らせることで、なめらかに発声しようと工夫をこらした。とはいえ実際に喋ろうとすると、ちんぷんかんぷんに聞こえてしまうのだ。もしそれが私にできる唯一のコミュニケーションなら、人が私を愚かだと考える理由もよく理解できた。双子の姉以外に、私のことを理解できる人はいなかった。デニスは私の代わりをして、私のために話してくれ、たとえ私が一言も話さなくても、彼女は私がいいたいことを直観的に理解した。彼女はとても近くにいてくれたので、私のいいたい文章だってつくれるし、そして今日に至るまで、私も彼女のいいたい文章をつくれる。彼女は現在フロリダ州にいるが、だいたい一日おきに話している。ほとんど私たちは共生しているようなものだ。

とても一生懸命勉強したので、私はクラスで三番目にGPA〔学業成績平均値〕が高い成績で高校を卒業した。そのときも教師になろうという気持ちがまだ強かったので、公立の教員養成大学へ入る努力をした。それは一九七二年のことで、その当時、大学へ入学するということは特権だった。障害があっても、兵士だけは幸運だった。なぜなら、当時の障害者法は、帰還してくる兵士にしか適用されなかったからだ。一般の人は、リハビリテーション法が一九七三年九月に成立するまでは、公金から利益を得る機会はなかった。だから、公立大学で面接を受けても、正しくコミュニケーションをとることができない私は、出願を受けつけてもらえなかった。

当時、公教育には公的資金――税金――を使うという考え方だったので、立法上の視点からすると、公的資金を社会の利益にならないとわかっている個人に費やすことはできなかった。それは差別とは考えられなかった。公金を浪費しないのは政治的責任だと考えられていたのだ。聴覚障害者は、聴覚障害者のための学校ができはじめた一九〇〇年代初期にチャンスをつかみはじめたが、私の場合は異なっていた。私は聞くことができ、音を発することもできたが、話すことができなかった。吃音者のための特別な学校はなかった。

よくやく公立大学への受け入れが認められ、そこでは教授陣から美術を追求するよう助言された。美術の準学士号を取得後、私は結婚し、娘クリスティーナが生まれた。娘が三歳のとき、工場で不熟練労働者としての単純作業の仕事に就いた。私は内向的な性格だったし、話すことを学ばなかったら、今でも生きていられたかどうか、正直なところわからない。本当にわからない。とても悲観的な人生だった。自殺を考えたこともあったが、クリスティーナのおかげで思いとどまった。彼女に対する責任があった。カトリック教徒でもあったので、生命に対する畏怖も植えつけられていた。その当時の人生はあまり楽しくなかった。きわめて孤立していたし、虐待する夫もおり、夫はあらゆることの邪魔となった。彼が私たちのもとを去ると、危うく自ら命を絶とうとしたが、できなかった。なぜなら、私は思ったのだ。**私はひとりの女性であり、母親であり、そしてクリスティーナは私を必要としている。**

もちろん、誰だって困難を抱えている。私の祖母は一〇人の子どもたちをひとりで育てた。彼女の夫は、不治の病が原因で自殺したが、そのとき一番下の子どもはまだ一歳にもなっていなかった。そして、私の母親が二八歳のときに父親は黙って姿を消してしまったのだが、それは母親が私たち双子を病院から家に連れて帰る前のことだった。家族の歴史について彼女と話したことがあったが、自殺しなかった理由を尋ねると、彼女はいったものだ。「ああ、そのことは考えたけど、六人の子ども全員を育ててくれる人が見つけられなかったし、家族に離れ離れになってほしくなかった。だから、あなたたちのそばを離れず、支えていなければならなかったのよ」彼女は二つ仕事をしていた。なぜなら、女性の収入は、当時は本当に低かったからだ。それでも、それは自分の責任であり、自分の選択だといって、彼女は義援金に頼るつもりはなかったのだ。

だから、私は教師ではなく看護師になろうと決心した。さらに教育を受けなければならなかったが、このまま工場で働いていても満足しないだろうことはわかっていた。十分ではなかったのだ。もっとも、地元のLPNプログラムに応募したとき、私は必要とされていないこともわかった。しかしながら、その同じ年に、旧リハビリテーション法の下で、ある学校を訴えた学生がいて、すべての学校がその訴訟の行方に注目していた。第一審では障害のある学生には資格がないとしたが、第二審では手順に誤りがあるとして差し戻しとなった。したがって、そのときは最高裁に提訴されている状態だった。判決が下されようとするまさにそのタイミングで、私はその学校に応募した。すると学校関係者から、私をその看護学校へ受け入れるという知らせがあった。なぜなら、リハビリテーション法一九七三がちょうどその頃署名されて成立したからだった。しかしながら、正しくコミュニケーションをとることができないので、私が仕事に就くことは無理だろうと忠告された。

本当に厳しい状況だった。私が、あたかも教育を受けて成功できる学生を犠牲にしたと考えられていた。仕事に就くことはできないということに理解を示したと記された文書に署名までさせられた。私がその場にいるだけで、学校側は気分を害していたのだろう。学校側は、他の学生たちからのいじめを黙認したのだ。でも私は成績で五分五分にしてやり返した。結局、私は愚かではなかった。他のほとんどの学生たちよりもよい成績だったのだ、そして――驚くなかれ――四三人の学生のクラスから一四人しか卒業できず、しかも私は二番目の成績だった。クラスのトップ近くで卒業しただけでなく、ほとんどすぐに就職もできた。

いま明らかなのは、もし一年前の、リハビリテーション法が通過する前に応募していたなら、私はそれを手に入れていなかっただろうということだ。もし一年後に応募していたなら、私は入学することすらできていなかっただろう。なぜなら、最高裁が第一審の判決を変えなかったからだ。そのときだけは、私はちょうどいいときにちょうどいい場所にいたのだと思う。

看護師として、私は生きがいを見つけ、看護という仕事が大好きになった。私はまだ極度にどもっていたので、病院でコミュニケーションをとるために、いろいろなことを書きとめるようにした。私の受け持ち患者たちは、耳を傾ける私のことが大好きだったが、それは珍しいことだった。そして、私がジョン・グレン〔宇宙飛行士、政治家〕の妻アニー・グレンのことをテレビでみたのは、病院の中だった。彼女は重度の吃音者だった。そして、ホリンズの存在を知り、そこで私は「口を開いた」のだった。

現在、ホリンズといえば、ホリンズコミュニケーション研究所〔一九七二年設立〕のことで、ホリンズ大学と提携していた。そこはすばらしいところで、まる一カ月間私は滞在した。そこでは呼吸方法と調音器官の調節方法を学んだ――私にはまだどもりがあったが、それでもほとんど制御できるようになった。三〇日間で、ほとんど普通に話すテクニックも学んだ。言葉はゆっくりと出てきて、単調ではあったが、私は本当に話していた。

当時は、とても費用がかかった。私の総収入の六週間分だった。しかし、すばらしい内容だった。今も、私は時折そこへ戻り、スキルを維持するためだけに、トレーニングプログラムを繰り返して受けている。とはいえ私は今でも吃音者で、ほとんどの場合、はっきりと話せるだろうかと心配している。それはかなり厳しいトレーニングで、あまりにもたくさん費用がかかった。なぜなら、慢性障害は、現金払い主義だからだ。どんな保険制度の対象にもならなかったが、お金をかける価値はあった。私は字が上手ではなく、またあまり速く書けないし、あまり上手にタイプを打つこともできない。しかし、どもらずに話すトレーニングを経て、私の人生は開けた。二六歳のとき、私にとって文字どおり新しい人生がはじまったのだ。

はじめて母親に電話をかけたとき、母親は怒って、姉のせいにした。彼女はいった。「おもしろくないわよ、『デニス』だから」私はいった。「私はデニスじゃないわよ」たくさんは話さなかったが、どもらなかったので、双子の姉のように聞こえたのだ。信じられなかった。生まれてはじめて、ついに電話で話すことができたのだ。レストランで食事をするときに、七歳の娘が私の代わりに注文する必要だってもはやなくなった。

看護師として働きはじめた最初の六年間、私はあらゆる場所で働いた。最終的にＩＣＵで勤務したが、ＬＰＮとしてできることはかぎられていた。成長することはできないのだ。しかしながら、看護師としてもっと達成感を味わいたかったので、RNの資格をとることにした。他の学校も調べてみたが、私の住む地域には大学があった。すでに取得した美術の学位があったし、コアコースはすべて修了していたが、その大学は最初からやりなおすことを求めていた。私はそのコース内容をみて、思った。まあ、大学の数学をもう一度やること以外は何とかなるか。

その後、別の病棟のある看護師と話をするといいといわれた。なぜなら、その人もまた、別の大学で修得した単位を認定してくれる大学へ通うところだったからだ。それは通信教育だった。私は思った。もしかすると、それなら私にもできるかもしれない。私は自分に厳しい人間だ。しかし、私の話す能力は完全ではなかったし、過去に大学へ出願したときに、教師たちが私の前に置いた障害物のことを思い出した。

しかし、リージェンツ大学は違った。志願者への直接面接がなかったので、私が完全には明瞭に発音できないことがわからなかった。学生自身がプログラムを立案するという融通の利くスケジュールを提供していたので、私はフルタイムで仕事を続けることができた。そして、私の取得済みの学位は認定を受けた大学からのものだったのだが、コアカリキュラムを終える際には、私が過去に修了したコースも認めてくれた。未修得だった自然科学系科目の単位をとるために、大学能力試験を修了した。本を買う余裕がなかったので、地元の大学図書館を利用するなどして、最終試験に備えた。一年以内で、そのコースと臨床能力試験を終えて、看護準学士号を取得した。そして看護師資格試験の準備をして、一発で合格した。

その後、私はすぐにBSNを取得することにした。もっとも、もうRNとしての収入があったし、教科書を買うこともできたので、ゆっくりと取り組んだ。心の奥では、まだ教えることを夢みていたが、覚悟ができていなかった。ホリンズによって言葉が流暢《りゅうちょう》になってはいたが、まだまだ安定した流暢さというわけにはいかなかった。疲れているときなどは、話す能力をコントロールすることが難しくなるので、あまり自信がなかったのだ。またストレスの多い状況になると、自分が身につけたテクニックも使えなくなった。たとえば、プレッシャーを受けると、話すことができなくなった。非常にはっきりと話せるときもあったが、グループのなかで立ちあがって何か話さなければならないような場合になると、かなり難しくなった。もしかすると、そういうわけで、私は図に乗って教師になりたいと思っただけなのかもしれない――またしても、それを成し遂げられると自分自身で証明するために。達成感に満足してきただけだった。なぜなら、自分がやってきたことの多くはできるはずのないことだったからだ。

しかし、私はICUで働くことが本当に大好きだった。もう少し仕事がゆっくりとしたペースなら、患者の家族とも心を通わすことができたであろう。また、私は死に対処することがうまかった。嫌な感じに聞こえるだろうが、死に瀕している患者が入ってきたら、私の担当にしてもらった。なぜなら、その患者の家族に話しかけて、家族がその状況を乗り越える手助けができたからだ。新人看護師たちは、そうした側面については本当に抵抗感がある。死に対処する方法を理解するのには、しばらく時間がかかる。

看護で私が好きなことは、自分ではたいていの場合どうすることもできない状況にいる人たちでも手助けできる機会があるということである。「私は死ぬの？」と尋ねてくる患者たちを担当してきて、私は考えた。そう、私にできることは何もない。もっとも、それを口に出したことは一度もないが。ある患者が私をみて、本当に怯えていた。「俺は死ぬのか？」彼が尋ねてきたので、私は腰に手をあてていった。「とんでもない。私がここにいるのよ。それに死亡診断書なんかの書類の準備は面倒だからやめて」だから、彼は笑いながらいった。「ああ、あんたが冗談をいうなら、もしかしたら俺は死なないのかな」結局、彼は死ななかった。驚くべきことだった。患者たちを落ち着かせなければならない。不安によって、さまざまな化学物質が体内でまわり、それによって具合が悪くなったりもするのだ。

ＢＳＮを取得すると、私はジョージアサザン大学へ出願し、ＭＳＮ課程に入った。そこの指導者の多くは、地域の病院で私と一緒に仕事をしたことがあったので、私は難なくそのプログラムに受け入れられた。ジョージアサザン大学でＭＳＮを取得すると、自分の勤務する病院でフルタイムで勤務しながら、教えることをしてみようかとどこかで考えていたが、怖かった。しかし、予期せぬ機会が訪れた。

地元の専門学校で、教師のひとりが、家族に緊急事態が発生したために、授業開始二日前に学校を辞めてしまった。その学校は埋めあわせにとにかく必死になっており、私がどんな回答をしようが関係なかった。解剖学と生理学のコースを教える臨時教員として、ＭＳＮを取得していた私は雇用された。私は思った。学校が誰かを雇わなければならないのなら、やってみよう。学生たちは、私の教え方を気に入ってくれた。なぜなら、難しい概念を減らして、理解しやすいレベルにしたからだ。まだ時々どもることがあったとしても、私は学生たちと心を通わせ、その二科目を理解させる手助けができた。学生たちは、私を気に入ってくれた。私は学生たちを導き、学生たちは学んでいた。私は夢中になっていた。

その後、地元の看護専門学校の二校で補助教員として臨時の職を終えた後、ジョージアサザン大学から看護教育プログラムの臨時指導者として雇用された。それからの数年間にわたって、教員としてフルタイムで、地元の病院のＩＣＵの看護師としてパートタイムで働いた。一九九九年、教育学の博士号を取得して、看護学の助教となった。公立の教員養成大学への入学を拒否されてから実に二七年目のことだった。

新学期の最初の授業で、私は必ず立ちあがってから、「私には少しどもりがあります」という。もし前もってそれを説明しておかないと、聞いている学生たちにとっては、何が問題なのかがよくわからないだろうということが常に頭の片隅にあるせいだ。学生たちは、私の説明など聞かないだろう。なぜなら、彼女たちは考えてしまうからだ。あの人、どこか悪いのだろうか？　米国中のいろいろな場所で話したときでさえ——言葉がはっきりと出てこないかどうか、あるいはどもるかどうか、必ずしも自信がないので——自分には軽いどもりがあることを説明することから話をはじめることにしていた。どもりによって自分の活力も衰えるので、本当に困るということも説明する。

二、三年前、大学から教育優秀賞を授与したいとの話をもらったが、私は辞退するつもりだった。なぜなら、学生や教授陣の前でスピーチしなければならなかったからだ。当時、教員数は六〇〇人もいたので、私は思った。大変だ、そんなことできない。公の場で話すなんてとてもできない。その後、二つのことがわかった。教授陣の多くは忙しすぎて出席できないだろうし、その賞にはかなりの額の祝い金も出た。もちろん、それはほしかったが、優れた教員として認められたいという気持ちも出た。だから、こう考えて自分自身を安心させた。誰も聞きにはこないだろう。

しかし、私がスピーチする日、看護学科長がその場にいたので、私はいった。「さあ、ジーン、ここから出ていって。あなたがいると気になっていけないわ。さあ、ジーン、どうか出ていって」しかし、彼女は出ていこうとしなかった。その後、学部長たちがやってきたので、私はいった。「さあ、ここから出ていって。ものすごいプレッシャーよ」すると、彼女たちは笑った。私を不安にさせているとあまり思っていないようだったし、不安によって私がどもるということもわかっていなかった。しかし、私はものすごく不安になっていて、すべてを台無しにしてしまって、仕事を失うのではないかとすら思っていた。私は思った。一体全体、なぜあの人たちは来たの？　この人たちはそこにはこないはずだった。そのようなイベントには一度も来たことがない人たちだった。

そして、大学の学長が姿を現したのだが、それはこれまで二、三回しかなかったことだった。わー、とんでもない。私は思った。本当にクビになってしまう。大学という世界はとても古くさいから。だから、私は立ち上がって、最初に口走った。「あなた方を前にすると、おじけづいてしまいます。私には軽いどもりがありますので、ご迷惑をおかけするかもしれません」するとみんなが笑ってくれた。よかった。だからだろう、私は一時間半話した。そんなつもりはなかったのだが、誰もあえて私を止めなかったのだ。私は思った。もし失職するなら、威勢よく出ていこう。もしうまく話ができて、仕事も失わないなら、もう何でもできると思った。

私はこれまで経験してきた苦労や機会について考える。それによって、学生に対する考え方を組み立てることができるからだ。学習障害を抱える学生をみると、私は思う。あの学生たちはたとえばこれができるだろうか？　すると、本当に、その学生たちはそれをやってのけて、私たちみんなを驚かすのだ。それでも私はその学生たちに感情移入しないようにする。そのうえで、学生たちには、不満をいうのはもうそのくらいにして、どうやったら成功するかを見つけるのよ、という。私はその学生たちに対しては厳しく接する。なぜなら、彼女たちに自分のことを「かわいそうな私」といわせないためだ。私はいう。「失敗しないようにしよう。前進して、成功しよう」

そして、その学生たちは、ほとんどいつも、期待以上にやって、本当に成功させるのだからすばらしい。私は思う。彼女たちはそれをやり遂げたが、私は彼女たちができるとはあまり思っていなかった。それに学校の学習内容は今とても難しい。自分が今学生でなくてよかった。かなり前に学生だったことをうれしく思う。その頃は血糖値測定器などのテクノロジーもなくて、私は幸運だった。その私が、教育に携わる仕事を二〇年近く続けることによって、自ら学ぶことを楽しみ、知識を獲得するという驚異を経験する機会を与えられたのだ。

## ジョディ・ベダード
Jody Bedard

私は、二〇〇八年に看護学準学士号を取得し、二〇〇九年メリーランド州でRNの資格を受けた。海軍で現役勤務をしており、現在はベセスダ［メリーランド州］にあるウォルターリード国立メディカルセンターの外傷性脳損傷病棟に看護部隊士官として配属されている。看護の学位を取得する前のおよそ一五年間、海軍衛生下士官として勤務した。その間、海軍と海兵隊の戦闘衛生下士官として、ペルシャ湾、クウェート、イラク、ソマリア、ルワンダ、グアム、そしてハリケーン・カトリーナの被害を受けたニューオーリンズへ配備された。

私は現在メリーランド州に住んでいるが、二〇〇七年、看護師の資格を取得する前には、イラクに配備されていた。そこにいる間、私は故郷に電話をかけなければならなかった。でも念のためにいっておくが、この電話での会話は、私にとっては夜の八時で、彼女たちにとっては朝の八時だったが、話している間に狙撃手からの銃撃にさらされることさえあった。電話の向こうの女性は、メリーランド州看護委員会で働いており、ややビビッていた。「わー、何てこと、後ろで聞こえてるのは銃声？」彼女は尋ねた。

メリーランド州は、エクセルシオール大学〔一九七一年リージェンツ大学として創立〕の学生への資格援助を打ち切ろうとしていた。その州の伝統的な看護教育プログラムの責任者たちは、能力に基づいたエクセルシオールの試験にあまり関心がなく、州の看護委員会に圧力をかけて、卒業生が資格試験のNCLEXを受けることができるよう最終期日を設定した。そのとき、私はイラクにいたので、私がやり残していたのは臨床実習だけだと伝えるために電話をしたのだが、私にはもっと時間が必要だった。「この騒音は何？」彼女が再び尋ねた。

「ああ、発砲音だよ。戦闘区域のまっただ中にいるんだ」私は彼女にいった。

「電話を切って」彼女は叫んだ。

「もしもし」私はいった。「あなたをつかまえるのにどれだけ苦労したかわからんだろう。受話器は置かないよ。実習をやり終えることができると伝えるために電話してるんだ。でも帰国するまでは無理だ。もう少しだけ時間をくれ」

帰国すると、私はメリーランド州上院の前で、エクセルシオールのプログラムについて証言した。私が勤務していた病院の中佐は、のちに海軍軍医総監になったが、彼は私のために手紙を書いてくれ、そのなかにはこう述べられていた。「いいですか、この男に資格を与えるべきだ。彼がイラクで経験したことを考慮すべきだ」

私がいいたいのは、もしこのようにして——避難所で、ライフルの発砲音を聞き、そして壁にあたる銃弾を感じながらでも——オンラインで勉強することができさえすれば、帰国すればいつでもこういった試験を受けにいけるということだった。母国のための兵役は、それほどの検討に値するものであるべきだ。卒業して看護師になろうとしている衛生下士官や衛生兵は、他にもたくさんいる。もしかすると、彼らのストーリーは私のものとは少し異なるかもしれないが、基本的に、本質は同じだ。彼らは情報を持っている。彼らにはスキルがある。彼らはその両方を、来る日も来る日も戦闘場面で使う。彼らは、看護師としての能力を証明するために、教室に座って勉強する必要が本当にあるのだろうか？　異なる方法で学んだからという理由で、私たちの資格は否定されなければならないのだろうか？　これは、私にとっては頭を悩ます必要のないことのように思える。しかし、現時点では、私はメリーランド州で資格を取得したエクセルシオール最後の看護学生だ。

私が最後にイラクにいたのは、二〇〇七年五月から二〇〇八年三月までだった。最初は、ハバニヤにいたが、私が看護学校に在学中で、医師に次いで最も役立つ存在だとわかると、特殊作戦チームとともに私だけが派遣された。私たちは、ユーフラテス川沿いの二、三の家に配備された。大隊救護所は、基本的に一階建ての家で、窓のない壁に囲まれた小さな部屋が上にあった。そこが私の仕事場で、ひどい簡易爆発物ＩＥＤのある通りのど真ん中だった。

起きている間はほとんどずっと、そこで衛生兵たちと過ごしていたが、配備されたイラク大隊にはこっそりと入り込んだ反乱者が混じっていることがわかった。しかし誰が該当の人物なのか知る手立てはなかった。私たちは大隊すべてを検査対象としなければならなかったが、指紋から浮かびあがってくる人物もいた。そのうちのひとり――幾度となく一緒に働き、二人きりになったこともある衛生兵――の指紋は、海軍特殊部隊隊員を殺害した簡易爆発物の破片に付着していたものと一致した。そこは最も安全な場所というわけではなかったが、自分は大丈夫だと信じるしかなかった。

私たちは、ラマディとファルージャの間にある二つの橋を担当した。第一の任務は、二つの橋を守ることだった。第二の任務は、イラク陸軍大隊特殊部隊をトレーニングすることだったので、私は彼らの健康管理に専念しようと努力した。私には特殊作戦チームだけでなく、約九〇〇人のイラク兵士のケアに対する責任もあった。それに加えて、地元には約六〇〇〇人の民間人がおり、自然と私はその人たちにとっての開業医の代役になるほかなかった。正規の海兵隊への往診もしたが、ほとんどの隊員は健康だった。数人のイラク人が結核に罹ってやってきたので、免疫処置や結核の検査もしなければならなかった。すべての人が無事で健康でいられるように、私はできることはすべてやった。

私は、大隊が苦しむ食事性の疾患を大幅に減らすこともやった。中東では、私たちが本国で使うような種類のトイレはなかった。地面に穴を掘るだけ、それだけだった。食事の準備をするところのすぐそばにある穴もあった。彼らにいわなければならなかった。「移動する男がいるだろ？　ちょっとみてみろよ。向こうにハエがみえるだろ？　こっちで調理をしている男がいるだろ？　あのハエがその二カ所を行ったり来たりするところをみるんだ」しばらく時間がかかったが、彼らは私のいわんとすることをようやく理解した。それから、彼らはまな板やきれいなテーブルを持ち込んだ。

私がすすめた多くのことを彼らが迅速に実行した結果、食事性の疾患は、週に数例から実質的にゼロとなった。

時々、狙撃手から発砲を受けた。そこでの最初の二、三日の間に宿舎のすぐ外側で簡易爆発物が爆発した。イラク人警察官のひとりが、その爆発で死亡した。また、簡易爆発物を発見したイラク人警察官数人が、援助を要請したり、そのままの状態で待機したりせずに、うっかりそれを突っついたことで爆発し、一人が死亡、二人が負傷したこともあった。そのうちのひとりは、全身に爆弾の破片が食い込んだままの状態で運ばれてきた。

三番目の事件は、イラクの警察のトラックが道路を走行中に、荷台に乗っていた男がもう一台のトラックへ飛び移ろうとしたとき起こった。飛び移ろうとしたのはその二台のトラックが、簡易爆発物の爆発によって荒れた道路で弾みながら並走しているときだった。失敗した。落下したとき、頭部左側に五センチほどの大きさの円形の頭蓋骨骨折を負った。頭蓋骨骨折は以前にもみたことはあったが、あのように脳がくぼんだ頭蓋骨骨折で、しかも本人がまだ話せる状態にある症例など一度もみたことがなかった。

「ああ、大変だ」私はいった。「この男はここから出す必要がある」だが、彼を米軍のショック外傷小隊へ送ることはできなかった。そこなら手術ができたのだが、彼は実際にはイラク人警察官ではなかったのだ――彼は自警団のひとりだった。その後、彼の瞳孔が少し変化しはじめたので、私はイラク人衛生兵たちにいった。「君たちがやらなくてはならないことがある。彼の命を助けたいなら、すぐにあるところへ連れていかなければならない」だから、私は自分たちのバックボード［搬送時に患者を固定して持ち上げるのに使われるボード］のひとつを提供して、彼らはその男をファルージャへ運んだ。そこにはあまり病院はなかったが、なんとかなった。

それから二、三週間後、一三歳の少女が、家族が自宅前で絶えず燃やしていた火のなかへ落ちるという事故があった。家族は彼女を助けたかったので、町の「衛生兵」のところへは運ばなかった。私のところへ運んできた。彼女は、ほとんどの部分はⅡ度熱傷だったが、首からつま先にかけて、Ⅲ度熱傷の部分もあった。持っていた熱傷用ジェルパック——傷をカバーする滅菌した包帯——をたくさん使用し、抗生物質と鎮痛薬の投与を開始した。できることをやった。UCSD［カリフォルニア大学サンディエゴ校］メディカルセンター内の熱傷センターへ電子メールを送って、長期に及ぶ治療では何をすべきか尋ねた。もし彼女を救いたいなら、自分がやっていることを正確に知る必要があった。幸いなことに、熱傷専門の海軍の外科医から返信があり、いくつか適切な指示をしてくれた。

彼女が何度もやってくるのはあまりにも危険だったので、私が彼女の家に行った。私たちは、戦闘地域へ徒歩で警らに出かけるが、私は自分の医療器具、ライフル、ショットガン、そしてピストルを持参する。本来は治安のために徒歩で警らに出かけていたが、そのついでに彼女の家に立ち寄り、彼女の包帯を交換したり、状態をチェックしたりした。

彼女は生き延びた。たしかに瘢痕《はんこん》は残ったが、それは治療できなかった。後でわかったことだが、彼女はその地域のシャイフ［長老］の姪のひとりで、彼には大きな影響力があった。彼女が危機を乗り越えると、多くの暴力もなくなっていった。埋められた簡易爆発物、迫撃砲による攻撃、私たちが受けていた狙撃手からの発砲――それらすべてが突然終わった。誰かがスイッチを切ったかのようだった。

一九九四年にソマリアにいるときに、同じようなことが起こった。ソマリアで、私は海兵隊で最も勲章を受けた海兵隊第五師団第二大隊に同行していた。彼らは、『世界侵略：ロサンゼルス決戦』［海兵隊の活躍を描く二〇一一年の米国SF映画］や『フルメタル・ジャケット』［ベトナム戦争を題材にした一九八七年の米国映画］のような映画でみかける者だと思われがちだ。しかし、もっと多くの別のこともするために選ばれた者たちだ。たとえば、侵攻時にバグダッドに入った最初の海兵隊はこの第五師団第二大隊だった。彼らが全戦隊を率いた。

ソマリアでは、慌ただしかった。私たちは、ブラックホーク墜落事故のおよそ六カ月後に米国軍の残りを撤退させるために、その国へ行った。モガディシュ［ソマリアの首都］から全員を連れ出そうとしていると、二、三の銃撃戦が突然起こった。

そこはほとんど砂漠だった――たくさんの砂とわずかな草地。樹木はあまりたくさんなかった。赤道にとても近かったので、かなり乾燥していたし、日中の気温はたぶん摂氏四九度くらいはあった。私には、海兵隊員に十分に水分を摂取させ、マラリアの薬を服用させるという責任があった。脱水症状にならないようにするには、一時間ごとに水を一リットル飲まなければならなかった。

私たちはモガディシュ中心部にはいなかった――そこは八キロメートルから九・六キロメートルほど離れていた――だから、絶えず安全を心配する必要はなかった。海兵隊員は約一五〇人いて、私たちは破壊された古い警察訓練施設の内部にいた。もしそれをみたら、「この場所は間違いなくかつて戦闘地域だった」というだろう。その建物は、ビーチの真上の崖の上にあった。私たちは、緊急対応部隊のごとく行動した。軍事的指導者たちが町の南部に野営陣地をつくらないように監視していたのだ。私たちには暗視技術を用い、道路を南下する者を監視できるという強みがあった。海岸線には南北に延びる未舗装の道路が一本あって、夜間はそこに座って、ラクダと一緒に歩く者を監視した。象と一緒に歩く者もいた。

他の部隊の負傷者が北部からたくさんやってきた。二、三の傷はあったが、ひどい重傷はなかったので、その地域の民間人にもかなり注意を払うことができた。ソマリ・クランと呼ばれる部族は、私たちの近くには少ししかいなかった。彼らのところへ行くには、歩いて丘を下ってビーチへ向かわなければならなかった。私たちが行ったときは宗教的休日だったので、彼らは断食中だったが、二、三日後、彼らはインド洋からウミガメを引きあげてくると、それをあぶり焼きにした。子どもたちは、棒切れに刺したウミガメの肉を食べながら歩きまわっていた。宿舎の近くで毎日のように子どもたちを見かけるうちに、子どもたちが切り傷や擦り傷を負っているのが目につくようになった。そこで、通訳を通して、ケアをすることを申し出た。すると、足に感染症のある子どもがいたので、その子も治療した。

すると、大人たちもやってくるようになった——ほとんどが高齢の男性で、女性はいなかった——彼らは膝が悪く、関節炎か、もしかすると、かなり古い傷のようだった。二、三薬を出したり、包帯を巻いたり、エース［包帯などで有名］のラップを巻いたりした。ある老人のことを覚えているが、私は彼の両膝にラップを巻き、イブプロフェン［非ステロイド系抗炎症薬］を与え、両脚にアイシーホット［鎮痛薬］のクリームを塗った。翌日、彼は満面の笑みを浮かべていた。

私たちがまもなく撤退することを通訳のひとりが伝えると、その老人は通訳に、ここまで彼らのコミュニティに入って援助したがるような軍隊はいなかったといった。彼らは私に、ビーズのネックレスなどの贈り物をくれた。紡ぎ糸で帽子を編んでくれた人もいたし、木片に聖母マリアを彫ってくれた男性もいた。イスラム教徒であるにもかかわらず、彼らはイエスとマリアのストーリーを知っていた。一番下に小さな天使たちも彫ってあった。彼は芸術家ではなかったが、本当にうまく彫り込んでいたので、一目でそれが何かはっきりとわかった。なけなしの金をくれた男性もいた。それは、イタリアで造られたソマリ族の銀貨で、一ドル銀貨くらいの大きさ、表面にジャガーと三日月が描かれていたことを覚えている。貧しい人たちにとっての贈り物としてはかなりのものだったろう。

私は感動した。彼らを助けようとした人が他にいなかったことをはじめて知った。私にとって、当時は人生で本当につらい時期だった。なぜなら、私の結婚生活は崩壊しており、心のなかでずっとそのことが引っかかっていたからだ。自分は任務を負っていると思っており、少しでも世の中のためになるかもしれないことを見つけようとしていた。

率直なところ、看護の仕事がつまらないと思ったことは一度もない。絶えず十分な変化があるので、単調に感じることはない。必ずしも、患者の治療に関することとはかぎらない。たとえば、先日ウォルターリード国立メディカルセンターに、ある家族がやってきた。その前の週に、息子がアフガニスタンで簡易爆発物によって重傷を負ったのだという。月曜日の午後のことで、まさかと思うかもしれないが、チャップスティック［リップクリーム］が買えるところまで案内することになった。その息子は唇がひび割れていたので、家族は自分たちにできるどんな小さなことでもしてやろうとしていたのだ。

ちょうど私は手がふさがっていて、とにかく急いでいた。一方の手に白衣を、もう一方の手にシューズ、聴診器、そして小さなノートを持っていた。彼らに向かって、廊下を行って、左に曲がって、それから右へというほうが、私にとってはずっと簡単だった――約束があったので自分の車へ急いでいたのだ。しかし、彼らは今まで一度も病院に来たことがないような表情を浮かべていた。だから、その小さな店があるところまで、歩いて彼らを連れていった。彼らはとても感謝し、私に尋ねた――私が海軍でも階級が高く、しばらく海外に派遣されていたことは明らかだったからだ――「なぜあなたほどの人がこの仕事をやり続けているのですか？」

私はいった。「あなたたちの息子さんのような子どもたちのためです。息子さんは私の弟のような気がします。ここの患者さんたちはみんな、私の弟、叔父、あるいは隣人かもしれません。私にとって、みんな家族のような存在です。もし彼らに私のすべてを与えないのであれば、私はここにいるべきではありません。この子どもたちは自分の命を危険にさらしています。あなたたちは戦争に賛成する必要はありませんが、誰かが平和のために戦わなければなりません。自分の命を犠牲にしたくないという人は多くいるし、自分の子どもにそうなってほしくないという人がいることも確かです。だから、この仕事こそが、みずからの命をかけているという人たちを称える私なりのやり方なのです」

## アリシア・レパード

Alicia Lepard

一九九三年、私は準学士号を取得した。当時、太平洋上の小さな島、ジョンストン環礁の軍事施設で働いていたが、そこでパラメディックからRNに移った。勉強して、知識や技術を身につけることを続けた。一九九八年、学士号を取得して卒業し、その後、二〇〇三年に最初の修士号を取得した。現在、私は全部で四つの修士号を持っており、そのなかには保健医療分野のMBA〔経営学修士号〕も含まれている。今は、ワイオミング州ジレットのクリニックで、フルタイムで勤務しており、糖尿病患者のケアを専門にしている。

私は一九七〇年代に育ったので、『エマージェンシー!』のジョニーとロイのことを覚えている。『パレード』誌に掲載されたロサンゼルス消防局所属の女性パラメディック第一号を伝える記事の切り抜きを今でも大切にしているように、私もパラメディックになりたかった。一九七〇年代前半、私にとってはそれがすべてだった。だから、一九八〇年にEMT、翌一九八一年にパラメディックになった。資格をとったとき、最も若いパラメディックのひとりだった——まだほんの一八歳だった。それが、その後の人生で自分がずっとやりたいものだと考えていた。しかし、父親がいった。「代替策を用意しておくべきだぞ。看護学校へも通いなさい」大学一年生の間、従来のやり方でやってみたが、惨めに落第した。GPAは一・八だった。だから、看護学部進学課程を退学して、パラメディック養成プログラムに移った。私が育ったミシガン州では、各地の大学でパラメディック養成プログラムが開講されていた。

最初に勤務したのは、ミシガン州グランドラピッズのアーローアンビュランスと呼ばれる小さな救急車会社で、そこはバッズアンビュランスと提携していた。信じられないかもしれないが、それが会社の名前だった。それを証明する記章だって持っている。バッズアンビュランスは、グランドラピッズの街を走る八台の救急車を所有しており、閉鎖されるまでずっと、かなり充実した医療サービスを提供していた。私は、午前八時から翌日の午前八時までの二四時間シフトで勤務した。順応するのは難しかったが、すごく楽しい時間でもあった。

一九八三年までずっと、グランドラピッズで救急車に乗り、その後、デトロイトへ移り、ミシガン州ノバイの葬儀会館と関連のある救急車会社リバーサイドで働いた。それから、一九八五年頃まではミシガン州ジャクソンのジャクソンEMSで働いた。そこはかなり忙しかった。グランドラピッズは高級住宅地だったが、デトロイトで働くようになってはじめて、本当の貧困というものを目の当たりにした。

朝の四時に公営住宅に呼び出されたときのこと、そこでの人々の暮らしぶりにショックを受けたことを覚えている。廊下を進んでいくと、薄い壁を通して赤ちゃんたちの泣き叫ぶ声が聞こえ、その窮屈な場所に何百人もの人々が押し込められていることがわかった。そして、午前四時に救急車がやってきたため、何の騒ぎかと野次馬が集まっていた。ある晩、ひとりの赤ちゃんが亡くなったことがあった。しかし、それがわかるとすぐに、彼らの態度は一変した。あれ、それだけなのか？よし、自分のアパートの部屋に戻ろう、といった態度だった。またしても無関心きわまりない態度だった。

私が生まれ育ったところの近所の人や友人たちなら、すぐにその家族を慰めたり、自分たちにできるどんなことでも手伝ったりしようとしただろう。その公営住宅で目撃したことが、最初は理解できなかったが、それははっと思わせる新事実だった。そこで生き延びることは難しく、よその赤ちゃんが亡くなったかどうか気にする余裕などなかったのだ。私にとっては異質な空間だったので、そのような種類の世界で自分はどのように役割を果たすべきか少し考えてみる必要があった。しかし、私は若くて、知らなくてもいいことまで学び、興奮していた。人が衝撃的な死を遂げるということ、人が互いに撃ちあうということ、人が冷酷で無関心であるということなどだ。

その一方で、ある程度の冒険もしなければならなかった。ジャクソンを出た後、私はアラスカへ行って働いた。その仕事に応募したのは、ＥＭＳジャーナルの巻末に掲載された広告をみたからだった。面接の呼び出しがあると、父親がいった。「そこへ行って、いてほしいと望まれたら、戻ってくるな。身のまわりの物は送ってやる」金曜日に面接会場に着くと、「よし、君を雇おう」といわれた。いつから勤務できるかと尋ねられたので、私は答えた。「月曜日がよいと思います。週末に泊まれるところがありますか？」家を見つけてくれたので、そこで五年間過ごした。

サザンリージョンＥＭＳで働くのは、すばらしかった。その州の南部をまわりながら、救急隊を指導しなければならなかった。私のアパートはアンカレッジにあったが、飛行機で地域全体を飛びまわった。とりわけ、ソルドトナ、ベセル、ダッチハーバー、そしてコールドベイの救急隊をトレーニングした。たいていの場合、パイロットは、ある村で私を飛行機から降ろすといった。「じゃあ、二、三週間後に」クラスを終えると、アンカレッジで一、二週間十分に休息し、それからまた別の場所へ飛行機で飛んだ。

私はいくつかの実に風変わりな宿泊施設に泊まった。ベセルでは、消防署でごろ寝した。コールベイでは、クリニックの病室のひとつで生活した。ダッチハーバーでは、ＥＭＳ隊のひとりである修道女が不在だったので、彼女のアパートに滞在した。そのとき、アルコールをたくさん飲むカトリック教徒もいることを知った。子どもの頃から私は世間知らずで、そんなことも知らなかったのだ。

その仕事は連邦政府に資金を援助してもらっていたが、五年後、その援助が打ち切られた。再び、私はＥＭＳジャーナルの巻末広告に応募して、ラスベガスへ行き、当時マーシーアンビュランスサービスと呼ばれていたところで働いた。それが現在のＡＭＲ、アメリカンメディカルレスポンスである。私はストリートメディックと呼ばれるボランティアの救急隊員だったが、他の救急隊員の指導もしていたし、自分自身もまだ学んでいるところだった。私はいつも学校に通っていた。かつて住んだ場所ではどこでも、何かしら授業を受けた。私は、大学の単位として求められるコア科目を勉強できるように、手話から代数学まで、あらゆることを学んできた。少しずつ、私は知識を増やし続けてきたのだ。

ラスベガスは、私がギャングやドラッグについて学んだところだった。当時、いわゆる「アイス」の初期の時代だった。現在は、それがメタンフェタミンだということは知っている。真夜中、午前三時頃に、自殺と考えられるもの——アパート内の死体——に対する出動要請を受けたことを覚えているが、その遺体の頭部はなかなか見つからなかった。それは悲惨なことにもぎ取られていた。少しして、何者かがその男性に対してハンマーを使って、頭部を木の上に投げあげたことがわかった。夜が明け、私たちが撤収の準備をしていると、隊員のひとりが頭部を見つけ、私たちがそれを回収した。

その種の暴力は、それまで私が働いたことのあるたぶん他のどの場所よりも、ラスベガスにおいてはごく普通のことだった。ザ・ブラッズ、ザ・クリップス、そして、ザ・キングズが、互いに争っていた時代のことだ。最終的には、それにも慣れたが、無感覚になることで、逆に大変な目に遭うこともある。その後の捜査によって、まさしくドラッグの取引だということが判明した——価格が四ドルか五ドル違うだけのことだった。愚かで無意味なことだった。そのときまで、彼らと関係のあるドラッグや文化についてはは少し触れる程度にしていた。だから、それは私にとって「大きな悪の世界」のはじまりだった。

ある日の早朝、おそらく五時か六時の出来事だったと覚えている。太陽が少し顔を出したとき、校庭近くで発砲があった。その銃撃戦に巻き込まれたギャングのひとりを、私は治療していた。彼は脚に小さな傷を負い、救急車の後部に横たわり、大声で呻《うめ》いていた。私たちは、彼がどこに銃を捨てたか話すまでは、病院への搬送を拒否した。朝学校にやってくる子どもたちがそれを見つけて、誤射することを恐れたのだ。彼は、私に待つだけの精神力があるとは思っていなかったようだが、私は待った。しばらくして彼がやっと銃の在り処《あか》を白状したので、病院へ彼を搬送する前に、私たちはそれを回収すると、警官たちに渡した。彼は出血していなかったが、たしかに負傷していた。しかし、銃の在り処を白状するまでは、彼にモルヒネを与えなかったのだ。それは、罪のない人たちが少しでも安全に暮らせるように私たちができる、ほんの小さな抵抗だった。

ビンゴパーラーで心拍停止患者に対処したことがあったが、その女性は助かった。私たちが彼女をビンゴパーラーからストレッチャーで運び出すとき、スロットマシンの前にいた人たち全員が立ちあがって、熱狂的な拍手を送った。よし、私は思った、だから私はこの仕事をしているのだ。ラスベガスにとって、それは心温まる出来事だった。

ラスベガスで、私の血糖値が一日中五〇ミリグラム・パー・デシリットルを上回らない日があった。一七歳のときから、私は1型糖尿病だった。私の母親は、五五歳のときに糖尿病でこの世を去り、彼女の姉妹たちも五〇代でその病気が原因で亡くなった。私の親族には長い糖尿病の歴史があったので、誰もが役に立たない規則をくれる、つまり本当に役立つものは誰も与えてくれないという事実に少しいらいらしていた。ある夜、気になって眠れないことがあった。車でERへ行き、私から目を離さないようにといった。私は隅へ押しやられ、そこで六時間ほったらかしだった。ようやく、私が妊娠しているかどうかを調べにきたので、私はいった。「本気なの？　あなたたちが私のためにやろうとしてるのはそれだけなの？　いいわ、こんな処置のために高くついたもんだわ。どうやら、大丈夫みたい。もう帰るわ」

私は、一九九〇年までラスベガスに滞在し、その後、太平洋の真ん中にあるジョンストン島に行った。そこでも血糖値をコントロールするのに苦労した——私のHbA1c［血糖状態をあらわす糖尿病の検査項目の一つ］の値は一三パーセントで、恐ろしいほど高かった。七パーセント未満でなければならなかった。ホノルルの内分泌科医のところへ行くと、その医師はいった。「あなたは二四時間勤務をやったり、そんな種類の仕事をしたりしてはいけません。糖尿病とつきあって生きていくためには、コントロールされた生活をする必要がありますよ」だから、私は彼をみながらいったことを覚えている。「九時から五時までの勤務になるように、先生のクリニックで雇ってもらえませんか？　そうしないとコントロールされた生活はできません」

「それはできません」彼は答えた。「でも、適切なことをやらなければ、あなたは糖尿病で死んでしまいますよ」そして、私がやってはいけないことのリストをくれた。それが、私の糖尿病ケアの出発点となった。

私がみたその島での仕事の広告は、ラスベガスの新聞の日曜版に出たものだった。そこには、「離島へ派遣するパラメディックを求む」と書いてあった。ホルムズアンドナーバーサービシーズからの広告だった。面接に出かけると、「あなたにこの島での仕事に就いてほしい。長さ三・二キロメートル、幅〇・八キロメートルほどの島です。とても暑いです。それから、あー、ところで、そこでは化学兵器の削減を行っているところです。六月三〇日にそれらを破壊しはじめます。チームの一員に加わりませんか?」

その会社が持ってきたものを全部受けとってからいった。「もちろんです、このチームに入りたいです」そして、私は応募書類に記入し、採用された。家財道具を荷づくりし、すべて保管場所にしまい込むと、海を渡った。その会社は、当時、パラメディックに対して多額の給料を支払っていた。その頃、私は一時間あたり一〇ドルの収入を得ており、それでラスベガスで生活していた。だが部屋代と食事代と往復の航空運賃は無料で、気温がずっと摂氏七〇度のこの熱帯の島に行く機会をもらった――それに加えて、ＥＭＳのまったく新しい側面もここにはあるという事実も。応援はまったくなかった――ハワイの南西およそ一二九〇キロメートルのところにある島で、私が唯一の医療専門職者だった。私に与えられていたのは、一緒にいてくれる現地の人たちとそこにある装備だけだった。そのように遠く離れた場所にいると考えるだけで、私は魅了された。

一九九〇年のエイプリルフールに、私は仕事を開始した。医療スタッフは、どんなときでも、約一二〇〇人の健康と幸福に対する責任があった。私たちは、職業病と救急医療を担当し、もちろん、どんな化学兵器曝露《ばくろ》にも備える使命があった。医療クリニックも運営しており、そこでの主な目的は、必要なら二四時間、人工呼吸器に依存している六人の患者をサポートすることだった。そのクリニックにはじめて行ったときに、誰も人工呼吸器の動かし方を知らなかったことを思い出す。だから、私は本を二、三冊購入して、それの動かし方を独学で勉強すると、その後で他の人たちにその使用法を指導した。そういうふうにして、私たちは人工呼吸器の動かし方を学んだ。ありがたいことに、それを使う機会は一度もなかった。

ジョンストン島は、かつて軍事基地だった。化学兵器の保管場所として、第二次世界大戦の前とその戦争中に使用され、そのときもまだそれらの軍需物資——たとえば、神経ガスやマスタード剤を破壊しようとしていた。その化学兵器はあまりにも長期間貯蔵庫に入っていたので、基本的には腐食していた。

島民は全員、島の片隅で生活していたが、それはその他の部分が滑走路や焼却プラントで占められていたからだ。それから、島にはオレンジ剤やプルトニウムミサイルにさらされているところもあり、そこへ行くことも許可されていなかった。ジョンストン環礁は、一九六〇年代と一九七〇年代には、セーフガードC核実験場で、その頃そのミサイルのひとつが、発射台に倒れかかって、そこを汚染したこともあった。その島は、もともとは海軍が所有していたが、陸軍が化学兵器をコントロールしていた。空軍は滑走路を運営していた。沿岸警備隊はLORANと呼ばれる長距離航法ステーションを置いていた。そこは、基本的には政府契約職員がいる軍事施設だった。

たぶん少し恐ろしく聞こえるかもしれないが、そこは楽園だった。屋外映画館、オリンピックプール［長さ五〇メートル、幅二一メートル以上］、六レーンのボーリング場、そして遊べる海があった。私たちは、化学兵器破壊のためのプロトタイプ施設としての役割も果たしており、それらを焼却するプロセスを担当した。容器や弾薬を開け、中身を取り出し、そしてそれらを焼却する。焼却チームは、化学兵器は最高レベルの危険物質のひとつであるため、内蔵型エアーの入ったシール・ア・ミール［真空シーラー］のスーツを着用しなければならなかった。そのスーツは密封してひとつのユニットにするために、基本的には熱が使われており、最大一時間半までそのスーツを着用すると、猛烈な発汗量となった。私たちは、そのチームを使って、陸軍のために、熱性ストレスについてのはじめての研究を行った。スーツ着用後の脱水等の検査である。それを着用すると、約三キログラムから四・五キログラム、あるいはもっと簡単に体重が落ちることがわかった。

一九九三年になったばかりのある日、あまりにも脱水症状がひどいため、メンバーの一三人全員スーツが着用できないということがあった。彼らは全員が、前夜にドンチャン騒ぎをしていた。その時点で、私はそのメンバーのリーダーを知らなかったが、三分おきに彼のところへ行って、いわなければならなかった。「誰それが検査に通らなかったので、入ることはできません。別のメンバーを見つけなければなりません」私は何度も何度も通って、彼のメンバーを拒否し続けた。「彼らは行くことはできません。残念ですが」そして、結局、そのリーダーが私の夫となった。そういうわけで、私はその年を覚えているのだ。彼に夕食に招待されたのは、彼の娘からガールスカウトクッキーを買ってからだ。太平洋の離島にいるのに、ガールスカウトクッキーを売ってる人がいる？　そう思ったことを思い出す。彼は、二日で四〇〇箱を売った。それは私たちみんなが知っている故郷の味だった。

ジョンストン環礁は、私が正式な教育へ戻った場所でもあった。ハイウエイを走って遺体を運ぶなど、あまりにも悲惨な出来事をみた年月が過ぎると、父親のいうとおりだということがわかった。代替策を準備しておくべきだった。パラメディックたちが年をとり、その仕事が自分たちの体に強いる犠牲を感じてくると、何か他にやることを探さなくてはならなくなるが、たいていの場合は、自分たちの知っている領域を離れたくないものだ。それは自然な成り行きだった。保健医療はやはり魅力的だったので、私は看護師になる決心をした。その島には、通信教育の学校があったので、私にとって幸運だった。一九九三年に準学士号を取得し、そこでRNになった。

一九九五年、夫の両親が暮らすワイオミング州キャスパーに移ったが、その一方で、州の北東にあるジレットで就職した。ホスピスオブノースイースタンで、ホスピスケアプロバイダーとして働きはじめ、その後、その施設を一年間管理運営した。

ホスピスの仕事は、救急医療の仕事とはほとんど正反対だ。それは、哀れみ深い死という考え方に基づいている。どのようにしたら、人生の最後を最も安らかな経験にできるか？　私はその仕事が本当に好きになった。なぜなら、それぞれの患者のところへ行き、思いやりのある環境を整え、そしてできるだけ安らかにこの世を去る準備をするからだ。私は約一五カ月間ホスピスにとどまったが、当時のワイオミング州の田舎では、結局は人口が問題となった。ホスピスを必要とする十分な人がいなかったので、収入は実際に患者のケアをしているときにかぎられていたのだ。だから、私はサウスダコタ州カスター郡に移り、内科・外科看護師としてフルタイムの仕事に就いた。基本的には、一週間に一度か二度、およそ二〇〇キロメートルの距離を通勤したが、一九九八年に学士号を取得するための時間も見つけた。

BSNを取得した後、自分の教育についてはもう十分だと思っていたが、その年の終わり頃に、エクセルシオール大学がMSN課程のプログラムを開始した。もし一期生になれば、学費の優遇措置があるといわれたので、私は答えた。「よし、やってみましょう」私が受けた教育はすべて「その都度払い」だということがわかると思う。一九七九年の大学一年目以来、学生ローンを受けたことは一度もなかった。とにかく一生懸命働いて、それを学費にあてるというやり方だった。

二〇〇三年に私は修士課程を修了して、思った。おー、よし、修士号をとったわ。学業はすべて終えた。もう他のことは必要ない。博士号は必要ない。私はワーキングガールなんだ。それはどうかな。だがそれが、お金のかかるプロセスのはじまりとなった——さらに二つ修士号を取得した後、ボストンのマサチューセッツ大学で家族ナースプラクティショナーコースに進んだ。糖尿病について人々を指導するだけでなく、その病気に罹った患者たちを治療する能力のある看護師になりたかったのだ。

現在は、キャンベルカウンティクリニックという内科クリニックで、フルタイムで働いている。

その業務の一部として、一週間に三日の午前中、ナーシングホームの入所者のケアをしている。クリニックの糖尿病センターのプログラム責任者も務めている。それぞれの人に一対一の指導をするが、それはグループでの指導は効果があるとは思えなかったからだ。各自のライフスタイルについて、適切な質問をする。一日にどんなことを経験しますか？　どのように管理しますか？　糖尿病のどんな面にまず取り組みたいですか？　まずその人たちにやりたいことを決めさせて、どれならうまく続けられそうかを見つける手助けをする。グループは、ただサポートするのには都合がよく、それぞれのグループに行って、提案するだけなら最適だ。「こんな新しい方法があります。やってみましょう。本当にいいですよ」しかし、その病気の核心を扱うとき、グループがとりわけ役に立つとは、個人的には思わない。

実際の答えは中庸なのだと思う。正常な血糖値はあくまでも正常な血糖値であるが、達成するのはその八〇パーセントくらいであるべきだ。糖尿病に罹っている人たちは、大目にみてやらなければならない。その人たちは完璧ではない。その人たちは、血糖値がよくならない疾患を抱えているので、適切な場所を見つけてあげよう。豊富な知識を提供して、体が摂取すべき食事をとらせてあげよう。

糖尿病は、人格上の問題だと考えられている。社会では、それに罹るのは自己責任だといわれている。正しい食生活を送り、運動をし、適切なことをしてさえいれば、その疾患に罹ることはないというわけだ。1型糖尿病の人たちでさえ、その烙印を押される。覚えておかなければならないのは、糖尿病に罹っている人の九〇パーセントだけでなく、医学文献に登場する糖尿病の九〇パーセントが、2型糖尿病だということだ。そして、たとえ2型糖尿病に罹っている人のことを話す場合でも、その疾患に罹っていることは必ずしもその人たちの責任ではない。2型糖尿病には、八つのよく知られた病的欠点があり、それらは人が進んで受け入れようとした欠点ではない。自分の肝臓に糖を過剰に生産するようにいったわけではない。自分の脳に満腹のシグナルを無視するよう指示したわけではない。自分の消化管を効率悪く働かせたわけではない。そして、決して自分の膵臓に機能しないようにシグナルを送ったわけではない。また、これらは1型糖尿病の場合と同じように、生理的欠点でもある。しかし、なんらかの奇妙な、頭から決めてかかるような理由で、私たちの社会は2型糖尿病をライフスタイルの選択と結びつけたがる。それにもかかわらず、糖尿病は生活に浸透している。それはたくさんの人たちに影響を与えているのだが、それを治療する適切な方法はない。あるのは、どのようにうまく適応していくか、そしてどのように健康を維持していくかという方法だ。その効果的方法を見つけることができるくらい創造的ならば、糖尿病に罹っている人たちに対しても何だってできる。そして私は今、その取り組みに専念している。

糖尿病について指導を受けようとする姿勢があれば、それとつきあいながら、健康で暮らすことだってできる。専門職者として出会った糖尿病に罹った人たちのなかで、十分な情熱と自制心を持ってやるべきことがやれている人は一五パーセントから二〇パーセントくらいだったろう。それは私にもあてはまり、私の患者たちにもあてはまることだ。自分の血糖値を四六時中チェックするのは負担だということは理解できるが、それが健康でいるために必要なことの出発点であり、その手助けができることに私は本当にわくわくしている。患者に対するプライマリーケア提供者として行動するようになるので、ナースプラクティショナーとしても幅広い機会が与えられるのだ。その人たちの症状を特定し、その疾患について指導し、管理する手助けをし、そして、より健康的な生活が送れるように継続的に動機づける。

いろいろな冒険を通じて繰り返し学んできたのは、学ぶことを決してやめてはならないということだ。もし専門職者なら、どんなキャリアパスであれ――看護であれ、ガーデニングであれ、専業主婦であれ――絶えず学ぶべき新しいことがある。世の中は絶えず変化しているので、何を知るべきか心を開いていなければならない。もちろん、私にとって、保健医療は、私が想像できる範囲で最も豊富で多様な専門領域である。そして、私はまだワーキングガールだったが、最近、博士課程プログラムに入学した。私は、間違いなく学校中毒なのだ――新しいことを学ぶのが好きだというのがその主な理由だ――しかし、保健医療の領域においてやろうとすることを実現するための、もっとよい方法を見つけ出す機会がいつもそこに存在するからでもある。

## イリナ・ヴーラク
Irina Vulakh

私は、ウクライナのキエフで育ったが、それはまだソビエト連邦の一部だった頃だ。ユダヤ人の家系だったので、看護学校に受け入れられるだけで大きなことだったが、二〇年前に卒業して、看護師として働いた。一九九七年にニューヨークへ移住してきて、米国でRNとして資格を得るために独学で勉強した。最近、MSNを取得したが、それによって、沖縄米国海軍病院救急部門で、より高いレベルの看護を実践することができた。その病院には、私の夫が駐留していた。

夫が現役の軍人なので、私は沖縄にやってきた。ここの軍病院で、私たちは海軍衛生下士官たちにトレーニングを積ませるが、病院で仕事をしたことがない彼らの多くは、何をすべきかがあまりわかっていない。看護師たちは、彼らに基本的なスキルを教え、患者への対処方法をみせ、そして外傷の症例に備えてトレーニングをさせる。そのトレーニングは医師たちが手伝ってくれることもあるかもしれないが、それは主として看護師の責任である。私たちは、彼らに準備をさせなければならないが、それはまさにこの場所から、彼らがアフガニスタンのような戦争地域への配置に就くかもしれないからだ。

主として、私は救急部門で働いたが、そこはいつも忙しかった。ここは、太平洋地域における米国軍にとっては、海外にある最大の病院である。沖縄だけで五万人以上が私たちの恩恵を受け、太平洋全域の島や艦船から紹介されてきた兵員やその家族に対処する。私は、夜勤、たいていの場合は午後六時から午前六時までのシフトで勤務するのが好きだが、その時間帯に働くと気持ちがいいからだ。奇妙に聞こえるかもしれないが、本当だ。結婚直後、夫が私にいった。「働きたくなければ、働く必要はないよ」しかし、私は自分のために、患者のために働く。そうすると、自分の人生で何かをやっている、人の手助けをしている、そして自分には目的があるような気持ちになるのだ。もちろん、仕事には動揺するようなことがいつも起こるものだが、私の場合、それは看護の部分ではない。ここ沖縄では、私はパートタイムで、一週間に三日から四日働くだけで、そのため仕事はやりやすい。ウェストヴァージニア州モーガンタウンのERで働いたとき、私は当直を担当した。たとえば、もし冬の嵐がやってきて、人が仕事に行けなくても、私は病院から五分のところに住んでいたので、週に四〇時間以上働くことも選べた。しかし、それは、四六時中やらなければならないことではなかった。

とても熱心に働いていたために看護師がバーンアウトしていくのを、特にウェストヴァージニア州でみてきたが、私の知っている看護師たちは、家族があり、農場も所有し、そのうえで毎週フルタイムで働いていた。たいていの場合、彼女たちは家族で唯一仕事をしている人間なので、辞めることができなかった。家族に会えないこと、通勤すること、とても長い時間職場にいること、そして、単純な問題で何度もやってくる患者のことが嫌になった。あまりにもしばしば、そんなことが起こった。ここでは、軍の患者たちは保険に関して問題は抱えていないのだが、彼らはそれでもやはり、ERを本来の目的で利用しない。プライマリーケア担当のかかりつけ医のところへ行くべき単純な問題でもERへやってくるのだ。

もっとも、それであまり困ることはなかった。もし患者にERにやってきたい理由があるなら、私にとってはそれで十分だ。私がいつも気持ちよく一緒に仕事している医師はいう。私たちにとって単純にみえることが、それにもかかわらずその患者にとっては緊急事態なのだと。その緊急事態に、手助けできるということが大好きだ。もちろん、入院することもあるが、ほとんどの人たちは、やってきたその日のうちに帰宅する。時折、患者に指導が必要な場合がある。たとえば、ここ沖縄では、新しい患者がたくさん来る。一カ月に約一〇〇例もの分娩を扱うが、ほとんどの場合、若い両親は自分たちの赤ちゃんに対し何をすべきか、本当に知りたがっている。その話に耳を傾け、何をすべきか説明すると、彼らはとても感謝する。自分がなぜこの仕事をしているのか改めて思い出すのは、彼らが帰り際に「助けて下さってありがとう」というときだ。

看護は、特に感情の面で大変な仕事である。はじめて看護学校へ行ったときは、どれほど大変かがわかっていなかった。若かったせいだとも思う。**私は人を助けるんだ。痛みに対して薬を与えて、**

気分がよくなるように手伝うんだ。キエフで中学二年生を終えたときは一五歳だったが、私は三年制の看護学校に入学した。一九八八年のことだった。

ウクライナは、当時はまだソビエト連邦の一部だったので、あらゆることがその政府によってコントロールされていた。私の家族はユダヤ人だったので、あらゆることが私たちにとってより困難になっていた。たとえば、看護学校に入学するためには出願しなければならないが、キエフではほとんどの学校がユダヤ人を受け入れようとしなかった。それは、はっきりと述べられることはないが、暗黙のルールだった。どの願書にも国籍を尋ねる空欄《くうらん》があり、ユダヤ人だと記入すれば、それまでだった。願書は引き抜かれ、入学試験を受けることはできない。私が入学できるように、父親が買収しにいかなければならなかった。

卒業後、私は眼科手術センターに就職した。そこは、ソビエト連邦最大の眼科センターのひとつだった。そこでは楽しく仕事ができると思った。勤務初日、手術中の手術室の見学に連れていかれて、こういわれた。「これが、君がこれからやることだ。君の仕事は、手術をアシストしたり、手術器具を手渡したり、あるいは必要なときに何かを把持《はじ》したりすることだ」看護学生のときに、他の種類の手術は見学したことがあったが、目の手術はみたことがなかった。他の手術では、患者はみんな意識がなかった。しかし、目の手術を受けるこの患者は、斜視と呼ばれる内斜視に罹っており、その状態を治すために、局所麻酔だけで手術を受けていた。その男性患者は、目に痛みを感じることはなかったが、完全に意識はあったのだ。

それぞれの目には六つの筋肉がつながっており、それらによって目の動きがコントロールされる。斜視になる理由のひとつは、その筋肉の一つが弱く、その他の五つの筋肉がそれを補わなければならず、そのため目が内側を向いたり外側を向いたり、上を向いたり下を向いたりするということだ。問題が修復されて、目が再び正しい位置に落ち着くように、筋肉の形や位置を変えるための処置をしなくてはならない。それは目の手術のなかで、最も出血の激しい手術のひとつで、はじめて目撃するものだった。その手術の真っ最中に、その患者は私に向かって話しはじめた。片目で私をみつつ微笑みながら、私が新人っぽくみえるというのだった——キュートで、フレッシュで、経験が浅い——そのようなことを。そして、処置を受けていたほうの目からは、血がぽたぽたと落ちてきた。

突然、私は吐き気を催した。手術室を出なければならなかった。隅を見つけてへたり込んだ。そのとき、麻酔専門医のひとりが私の様子をみにやってきた。手術室で私が真っ青になっていたので、大丈夫かどうか確かめにきてくれたのだ。彼はいっていた。「誰だって初日にはああなる。大丈夫だよ。君はそれが好きになるさ」でも、私は考えていた。なぜ私は看護師になろうと決心したんだ？　なぜ私はここにいるんだ？　これは本当に私が自分の人生で毎日やりたいことなのか？　そのとき、私はまだ一八歳だったので、それは本当にショッキングな経験だった。その後、私は帰宅した。何が起こったのか考えるために休日を一日もらい、翌日戻ったが、二度目はそれほどひどくなかった。

患者のために働くようになると、仕事のことが頭から離れなくなった。夜、仕事の夢をみることさえあった。朝、疲れたままの状態で目が覚めたが、それは、脳が前日アシストした手術のイメージを処理していたからだった——振り返って、自分が行ったことがすべてその患者のために適切で、医師のために適切だったかを確認した。時折、うまくいかない症例もあったが、それは医師が間違ったことをしたからではなく、とにかく私たちは患者の目のみえない状態を変えることができなかったという理由からで、夢のなかでは、私はまだそこにいて、何度も何度も調べながらうまくやろうとしていた。

私がキエフの眼科手術センターで約六カ月働いたところで、すべてが一変した。私が実際に仕事をしているときに、ソビエト連邦がもはや存在しないことが発表された。政府に問題があったときや、連邦共和国の大統領が亡くなったときには、たいていの場合はすべてのチャンネルでクラシック音楽を流し続けた。あるいは、『白鳥の湖』とかその他のバレエ音楽が流れた。人々にパニックを起こしてほしくないので、すぐには事態を発表しなかったのだ。もちろん、そのように音楽が流されるときには、誰もが何か悪いことが起こっていることはわかっていたが、何が本当に起こっているのかは、誰にもわからなかった。

恐ろしかった。ゴルバチョフはどこかに連れていかれ、彼はもはや大統領ではないと聞かされた。ソビエト連邦はもはや存在しない——一五の共和国は別々の国である——と聞かされ、すぐにロシア国内で戦争が起こった。たくさんの警察官が通りに配置されたが、普段はそんなことはなかった。とにかくとても静かだった。誰も微笑んだり、冗談をいったりしなかった。誰が聞いているかわからなかったからだ。本当に嫌な雰囲気だった。

いったんウクライナが分裂すると、すべてが変わった。眼科手術センターは民営化され、患者たちは手術のために支払いをはじめなければならなかった。日用品が不足しはじめたので、手術を受ける際は、一緒に持ってくるべき日用品のリストを患者に渡すようになった。最終的に、すべての物資が枯渇する状態となり、政府が介入しなくてはならなくなった。そして、私たちの賃金はほぼ半分に下がった。先行きは暗く、私の家族はみんな国を去りはじめた。

一九九七年、私はブルックリンにやってきたが、そこにはたくさんのロシア人が暮らしていた。私は、ブルックリンの米国人眼科医に医療助手として雇われた。彼の患者のほとんどはロシア人だったので、目の疾患を理解し、専門用語に通じていて、そしてロシア語が話せる人が必要だったのだ。そういうふうにして、私は英語を学んだ。そのために学校へは通わなかった。仕事中に英語を学んだ。

ニューヨークで生活しているときに、今の夫に出会ったのだが、彼は海軍にいた。米国で看護の資格をとる機会を得る前に、彼はイタリアのナポリに転勤となり、そこで私はＥＭＴの試験に合格し、一年半の間、救急医療の現場にいた。米国に戻ると、ウェストヴァージニア州に移り、そこで看護師試験に合格して、ＲＮの資格を取得した。それ以来、病院のＥＲで働いてきた。

ウェストヴァージニア州では、とても経験豊富な看護師たちに囲まれ、たくさんのことを指導してもらった。悲劇的なことが起こると、彼女たちは私にいった。「動揺してはだめよ。たしかに悲しいわ。本当につらいわ。でも、次に担当する患者たちを苦しめてはだめ。その患者たちに提供するケアのレベルを変えてはいけないのよ」

私は幸運にも、自分の見識を共有する人たちと仕事をすることができた。彼女たちのほとんどは夜勤をした。どのように仕事を管理しているのかと尋ねると、彼女たちはいった。「それがお決まりの手順になっている看護師もいるわ。肉体的にも、精神的にも消耗してしまうだろうけど、それでも自分の視点を失うことなく、担当する患者たちに共感する方法を見つけなければならないわ。何か困難なことが、ある部屋で起こるかもしれないけど、その他の部屋には別の患者たちがいるのだから、その人たちのためにもいろいろ準備をしておかなければならないのよ。どんな問題を抱えて患者たちがやってくるのかは問題ではないわ――単なる風邪かもしれないし、心臓発作かもしれない。それがどのような問題であっても、同じレベルのケアを提供し続けなければならない。たいていの場合、誰かのケアをして、それからすぐに戻って、具合が悪いのにずっと待たされている人たちに、決して後回しにしようとしたわけではないということを説明しようとする。その人たちが長時間待たされていることはわかっている。その人たちの具合が悪く、腹を立てていることもわかっている。可能なときにしか、その人たちのところへ行くことはできないけど、それができるときには、それぞれの人に同じように高いレベルのケアを提供するでしょう。そして、その日の終わりに、悲劇を家庭に持ち帰ってはならないわ。そんなことをしたら、看護師として生き続けることはできないから」

それは、私にとって適切な助言だった。ほとんどの場合、彼女たちの言葉を思い出して、それに従おうとした。もっとも、最近、とても大変なことがあった。ERである子どもが亡くなった。その男の子は、重たいテレビを引っ張ってテーブルから落としてしまい、頭部にひどい外傷を負った。ダメージがあまりにも広範だったので、助けることができなかった。彼の母親は、その場で泣き叫んでおり、病院は彼女の夫に連絡をとろうとしていた。ERにいて最もつらい場面のひとつで、そんなときには悲しみに暮れる両親をなぐさめることなんてできやしない。私たちには、とてもたくさんの医療機器やとてもたくさんの薬があるが、それが役に立たないこともある。私はたいていの場合、自分自身を切り離して、悲劇を自宅へ持ち帰らないことができるのだが、このケースでは悩んでしまった。私は夫にいった。「何があったかわかる？」すると彼はいった。「ああ、何があったか話してごらん」打ち明けた方がよいと、夫はわかっていたのだ。もし仕事が毎日そんな調子なら、私はおそらく続けられないだろう。

しかし、私の場合は異なっていた。ほとんどの日、仕事にはやりがいを感じた。人々は痛みを抱えてやってきて、痛みがなくなって帰っていく。そういうわけで、私は他の部署よりもERが好きだ。ERを出ていくときに、人が微笑むのをみると、自分たちが何か重要なことをやり遂げたということがわかる。ほとんどの人たちは、一日のうちに誰かを手助けする機会に恵まれることなどない。もし誰かが気分よく帰宅する手助けができるなら、それだけで、その日はすばらしい一日となるのだ。

## クリント・ニューヴェン

Clint Kneuven

私は現在、三五年もの歴史がある、メモリアルハーマンライフフライト所属のフライトナースである。そこは、米国で最初に空路で医療を提供するようになった組織のひとつで、テキサス州ヒューストンを中心とする半径約二四〇キロメートルの地域で活動している。私は、呼吸療法士、パラメディック、そしてＲＮのライセンスを所有している。

最初、一九歳のとき、私は地元のコミュニティカレッジでビジネスを専攻していた。しかし、経済学が好きではないということに気づくのに、それほど時間はかからなかった。だから、カウンセラーのところへ行き、その大学の別の学位プログラムについて尋ねた。ヒューストンには、テキサスメディカルセンターがあるので、医療職は大きな雇い主である。そのカウンセラーが私にいった。「まあ、保健医療の分野なら簡単に仕事は見つかるでしょう」そこで、私はその大学の呼吸療法士プログラムに通いはじめ、その仕事が好きだということがわかった。一九九一年のことで、その後呼吸療法士として一五年間仕事を続けた。

呼吸療法士としての日々の仕事内容は、どこで仕事をしているかによって決まった。病院で仕事をしているなら、ICUで人工呼吸器につながれている患者、気管切開術を受けた患者、あるいは気管に挿管されている患者のケアを主に担当していた。新生児室で仕事をしたときは、分娩によく対応したものだ。ハイリスクの未熟児の搬送に取り組んだこともあった。それから、在宅ケアで仕事をしたときは、まったく別の仕事をした。そこでは、患者の自宅へ行って、酸素吸入、あるいは睡眠時無呼吸のための持続的気道陽圧法の装置を患者に装着した。

メディカルセンター内の九五〇床の病院、ハーマンで呼吸療法士として仕事をしていたとき、一五年間のうち一〇年間は、レベルⅢの新生児室にいた［米国の場合、レベルⅠからⅣまであり、レベルⅢはＮＩＣＵ］。そこには、ＥＣＭＯプログラムがあった。ＥＣＭＯは、体外式膜型人工肺による酸素化をあらわす略語である。基本的に、それは心肺バイパス装置で、体から血液を取り出し、それを酸素化し、そしてそれを再び体内に導入するというものである。私たちのＥＣＭＯチームには、看護師と呼吸療法士がいて、私は看護師たちと同じ仕事をしていた。ポンプで血液を投与したり、薬剤を与えたりしていたが、私は思った。この看護師たちは、私と同じ仕事をしているのに、私よりたくさんお金を稼いでいる。それなら看護学校へ行こうか。そこで、もっと高い給料で新生児室に残ろうという気持ちで、私は看護学校に入学した。

ある日、ＥＣＭＯのポンプにつながれている乳児がいた。そこに座ってみていた臨床工学技士［人工心肺装置などの操作や保守点検をする］がいった。「何が起こっているのか誰に聞いてもわからない。この子をバイパスポンプから離すことはできない」そこで私はいった。「何ができるかちょっとみせてくれ」すると設定がオフになっていることにすぐに気づいた。誰かが間違って設定していたのだ。「このポンプは正常に動いてないぞ」私はいった。「みてみろよ。間違った速度で作動してるだろ」

「いや」彼はいった。「正しい速度だ」

「違う。いってるだろ、間違った速度だって」

彼が計算してみると、設定が外れていることに気づいた。「君が一目でそれがわかったなんて信じられないよ」

「でも、わかったよ」私は彼にいった。「君は一日中ここに座って状況をみていたんだから、正しい速度でないときはわかるはずだけどな」

「いやはや、一五人にみせてきたけど、わかったのは君がはじめてだよ」

まあ、私はそのことについてあまり考えなかったのだが、そのやりとりは重要であることがわかった。私たちと一緒にその装置にかかわった臨床工学技士のなかには、バルーンポンプを装着した成人患者の搬送業務も行った者がいて、私が手を貸した男性はそのひとりだった。彼が、搬送業務をやってみたいかどうか尋ねてきたので、私はそのチャンスに飛びついた。看護学校を出てすぐに、私はヘリコプターでの患者の搬送を開始した。

その業務を一年間行った後、フライトプログラム部長が私にいった。「もし君がフライトナースになりたいのなら、あと九カ月ほどでここに就職口を設ける予定だ。パラメディックのライセンスをとりなさい、そうすれば、君に相談したいと思っている」そういうわけでその後、私はパラメディックの学校に入って、ライセンスを取得した。

私は今、フライトナースになってほぼ四年になるが、それはこれまでやってきたなかで最も興味ある仕事だ。そのときそのときで、その仕事には驚くべきものがある。テレビ番組でみかけることもあるが、そこではセンセーショナルに扱おうとするあまり、現実のように冷静な見方ができていない。その仕事にはとてもたくさんの側面がある。基本的に、私たちは二つの異なる出動要請を受ける。ひとつは、ある病院から別の病院への搬送である。連絡が入ると、こういわれる。「やあ、脳卒中の患者だ」そこで、私たちはまったく何も備わっていないこのちっぽけなコミュニティ病院までヘリコプターで飛んでいくが、そこにいるからには、私たちがやらなければならない。何がなされるべきか、私たちが判断するのだ。挿管する必要があるならば、私たちはそれをやる。人工呼吸器につなぐこともあるかもしれない。そして、ストレッチャーにのせて、もっと大きな病院までヘリコプターで戻る。

もうひとつの出動要請は、現場へのフライトと呼ばれるものである。自動車事故であったり、銃による負傷であったりするのだが、連絡が入って、こういわれる。「やあ、高速道路上に着陸してもらう必要があるぞ。自動車三台による衝突事故だ」高速道路が通行止めになり、負傷者を運び出すべく、高速道路のど真ん中に着陸する。手足の切断とかそういったことがあったり、大量出血のようなことがあったりすることもある。やらなければならない介入は、何でもやる。私たちは、すべてのフライトで血液と血漿を運ぶ米国で唯一のフライトサービスで、病院へ向かう機内でそのどちらかを投与する。

私たちと一緒に飛ぶ別のパラメディックがいる。私は看護師であり、パラメディックでもあるが、彼はフライトパラメディックだ。私たちは二人組の保健医療チームだ。出動時には、交替で仕事を行う。私たちのうちひとりが救急車の後部に乗り込み、もうひとりがストレッチャーを準備する。そして、次の出動時には、その役割を交替する。完全に頭がおかしくなった男を運んだことがあった。警官たちが私たちにいった。「おい、気をつけろよ。PCP［幻覚剤フェンシクリジン］でハイになっている男で、自分の喉をかき切ろうとしたんだ」着陸したとき、まず救急車後部に乗り込むのは、そのフライトパラメディックの番だった。

だから、私が後部ドアのそばに立っていると、警官がいった。「そうだ、以前にこの男の家に行ったことがあるぞ。ドラッグの依存症だ」突然、救急車のドアが開いて、身長約一八三センチの男が何も身につけず、全身血だらけの状態で姿を現した。彼は、フライトパラメディックや二人のEMTたちと格闘していた。彼をストレッチャーに押さえつけようとする三人ともみあっていたのだ。三人は手袋をつけて彼をのせようとしていたが、彼は裸で全身血だらけだったので滑りやすくなっていた。

彼が喉のどの部分を切ろうとしたかがわかったが、彼は本当に自分の首をほぼ切り離してしまうところだった。彼は首を支えることさえできなかったが、それは首の筋肉の多くを切ってしまっていたからだった。首は前後に動いているようで、後ろに動くたびに、彼の気管は七面鳥の首のように突き出た。現実離れした光景だった。振り向いたフライトパラメディックが私にいった。「手伝ってくれ」私は答えた。「わかった。行くぞ」私は後部に飛び乗った。

鎮静剤を投与するための静脈点滴がまだだった。彼を押さえつけようとしていただけだった。脛骨に突き刺して静脈点滴のために急いでアクセスできる器具があった。彼は依然として狂ったように暴れていたので、私は彼の片脚を押さえて、向こう脛にそれを突き刺した。それから、鎮静剤を注入した。彼らをみていった。「今、彼を麻痺させているところだ。気道に気管内チューブを入れてもらえるか？」パートナーのフライトパラメディックが私をみていった。「了解、できるよ。今、手で気管を押さえているところだ」

そういうわけで、私が薬を注入してその男を麻痺させ、フライトパラメディックがはみ出ている気管に気管内チューブを入れた。至るところ血だらけで、ほとんど出血していると思った。なんとか、彼をすばやくストレッチャーに縛りつけた。依然として全身から出血していて、心拍がなかった。心臓マッサージをしながら、同時に出血を止めようとした。その後、ヘリコプターに収容して着陸する頃には、あまりにも大量に出血していたため、彼を救うことはできなかった。あのＰＣＰのせいだった。警官たちが私たちにいった。「ＰＣＰでハイになったやつらは、銃で撃ったとしても、向かってくるんだ」

私は、もっと血なまぐさい出動要請でも、ふだんは緊張することはない。緊張する者もいる。しかし、「慣れている」という言い方も好きではない。あまりにも無感覚になって、恐ろしい出来事に慣れてしまいたくはないだろう。集中力を保つ必要がある。そのまっただ中で、その瞬間に考えはじめなければならない。よし、今、何をする必要があるか？　次に、何をする必要があるか？　そのとき起こっていることがつらいと感じているなら、すでに自分は困った状況にいることになる。正面から取り組まなければならない。秘訣のようなものがある。そのときいる状況の五歩先を考えていればよい。だから自分自身を窮地に追い込んではならない。同情によって判断を鈍らせるような時間はあまりないのだ。

広々とした野原で、オフロードバイクに乗って転倒した一七歳の少年のために出動したことがあった。彼はかなりのスピードで野原を走っており、短パンとテニスシューズしかはいておらず、シャツもヘルメットもプロテクターもまったく装着していなかった。スピードを出して走行中に、溝にぶつかった拍子に彼は投げ出されてしまった。顔から電柱に激突し、皮膚がほとんどめくれた。救急車の後部で、顔が腫れあがり、自力では呼吸できないので、パラメディックたちが彼にマスクを装着して酸素を送り込んでいたのを覚えている。気管内チューブを装着する必要があったのだが、それは困難な状況だった。

私たちが行う重要なことに、呼吸するのを手伝うということがある。この少年をみていると、酸素を入れるたびに空気が頭皮から噴き出しているのがわかった。衝撃によって、顔と頭皮から皮膚がめくれており、それをみたパラメディックのうちのひとりは、車外に出て吐くしかなかった。それも仕事の一部だ。こういった出来事の間には、感情的にも精神的にも落ち着いていなければならないのだが、生理的にそれを裏切ってしまうこともあるのだ。

たとえ何が起ころうとも、がんばって仕事をやり遂げなければならない。声を大にしていうことはできないが、考えながら、やるべきリストをやり抜くのだ。よし、クレージーにみえるかもしれないが、**まずやらなければならないのは、この男を安定化させなければならないということだ。静脈点滴をはじめよう。気道を確保しよう。気道を安定化させよう。ストレッチャーにのせよう。**患者がものすごく苦しみながら、外傷を生き延びようとしている間ずっと、自分はそのようにきちんと順序立てて考えていなければならないのだ。

脚を失うとか、そういった恐ろしい場面で、血のりに興奮する者もいる。しかし、たいていの場合、それは思ったよりも処置が容易なケースであることが多い。たとえば、自動車事故の場合、現場へ行って、出血を止めるために止血帯をつけ、気道がコントロールされるようにする。大量に、たぶんこの場合は血液を与え、外科的介入を受けられる場所へ急いで運ぶ。だから、最初の三つのことをやればよいのだ。止血する、気道を管理する、そして大量に輸血する。ぞっとすると思われるだろうが、実際にはずっと簡単である。もっとも、急いで動かなければならないが。急速なペースが求められる仕事なのだ。もし車の後部から引き出した負傷者が出血しているなら、すぐにやるべきことを優先させなければならない。

私にとって本当にジレンマとなった出動を覚えている。地元の、たぶん五分ほどで行ける病院へ呼ばれた。そこへ飛んで、ERへ入ると、そこには保温器に横たわる生後六カ月の赤ちゃんがいた。一五人のスタッフが走りまわっていたに違いない。私は報告を受けようとした。「何があったんだ？ここで何が起こった？」

聞いた話では、赤ちゃんの母親が自宅にいたところへ、父親が押し入り、その赤ちゃんを人質にとった。彼は寝室に立てこもり、ボックスカッターを赤ちゃんに突きつけた。かわいそうな赤ちゃんは、腹部と胸部全体に刺し傷を負っていた。なんとかして、その母親は赤ちゃんをようやく彼から引き離すと、ERへ運んだ。そこで私たちがその赤ちゃんを収容して、ヘリコプターで外傷センターへ運んだのだった。

基地へ戻って休憩室で休んでいると、その事件を伝えるニュースがテレビで流れていた。父親は依然としてアパートのなかに立てこもっており、生放送では、特殊火器戦術部隊SWATが突入するところを映していた。突然、銃声が鳴り響いた。私は無線機をつかんでいった。「出動要請が入るぞ」そして、案の定、二分以内に、私たちは現場へ行くように要請された。

もちろん、私たちは現場へ飛んで、その父親を収容しなければならなかった。彼は同じボックスカッターで自分の喉をかき切ろうとしていた。私はその男のケアをしなければならなかったが、彼は一時間前に自分の幼い息子をひどい目に遭わせていた。一瞬、荒削りの正義感からその男を死なせようかとも考えたが、そんなことはできなかった。私の仕事は、誰かがやったことに対する裁判官や陪審員になることではない。私はすべての人たちを同じように扱わなければならない。たとえ車に突っ込んで四人を殺した飲酒運転のドライバーであれ、シートベルトをつけずに車の後部座席にいた子どもであれ。私の仕事は、決めることではない。それは神様の仕事だ。

心臓発作を起こした男性を搬送したことも覚えている。それが神様の仕事かといえば、おかしなものだった。テキサス州のかなり辺鄙《へんぴ》なところにある病院へ、私たちは飛んだ。病院というよりも田舎にある小さな老人ホームのようで、隣接するヘリポートに着陸した。たぶん五〇代と思われる男性を収容しなければならなかった。彼を暖かくくるんで、ヘリポートまで付き添った。「このヘリポートに着陸したんだろ？　これは私が子どもの頃に父親が建設したんだ」

私は彼をみていった。「もしあなたの人生が、一巡して元に戻るとするならば、この瞬間がまさにそうです」その偶然の一致について考えてみよう。この男性が子どもだったとき、彼の父親は、人里離れたところにある病院の前にヘリポートを建設したコンクリート建設業者。そして今、五〇年後、私たちはそのヘリポートに着陸し、心臓発作を起こした彼を収容し、そして彼の生命を救ってくれるだろう病院へ彼を運ぶのだ。これこそ、神のみぞ知るということなのだろうか？

私は、経済学の履修が必要ないカリキュラムをただ探していた一九歳の自分のことを振り返っている。私の人生全体は、実際には小さな出来事の連続で、そのときには重要ではないと思われるのだが、最終的には私の進む方向を完全に変えてきた。間違った速度で回転していたＥＣＭＯの装置を見つけた日のように、もしそれを見つけていなければ、何が起こったかは誰にもわからない。

チャンスがどのような影響をもたらすかを示す奇妙なストーリーがある。このことを考えるときはいつも、自分はまさに今自分がしていることをするために生まれてきたのだというような気持ちになる。フライトプログラムの部長が私に「まあ、フライトナースになりたいのなら、君に相談したいと思うが、そうなると君はパラメディックのライセンスを取得する必要があるな」といったとき、私は三五歳で、ちょうど離婚を経験したところだった。前妻が一一歳の息子の養育を任せていったまさにそのときに、彼は私にまったく新しいことをしたいかどうかを尋ねてきたのだ。私は考えていた。〔冗談だろ。しかし、私はいった。「はい、大丈夫です」

だから、私は大学へ行って、パラメディックのトレーニングに応募した。私はいわれた。「あなたのために短期で仕上げるプログラムにします。あなたはすでに看護師ですからね。そうすればあまり時間はかからないでしょう。たぶん、二、三学期で終えられるでしょう。どうぞ、この二つのクラスに登録して下さい、学期後半には、他にあなたが履修しなければならない別のクラスをお知らせします」

だから、私はそこに座っていた、まったくの無一文で、そしてどのようにしたらすべてをうまくやっていけるだろうかと考えていた。日中は看護師としてフルタイムで働き、夜はパラメディックのライセンスを取得するべく夜間のクラスに通い、そして、シングルファーザーとして息子を育てる、これを同時にやっていたのだ。なおも、私は考えていた。神様、次の学期はどうなるかわかりません。もしフルタイムのスケジュールをぶつけられたら、私にはできるかどうかわかりません。

今は、本すら買う余裕もありません。私はパラメディックの学校を修了しようとしていた、基本的には、本も持たずに。

私のアドバイザーは、受講しているプログラムの教員のひとりだった。ある晩のこと、その日最後のクラスが終わったのは、九時三〇分頃だった。町はずれで受講していたので、町の反対側まで車で帰らなければならない。およそ一時間のドライブだ。ああ、車のところに辿り着く手前で、つぶやいた。この人にいわなければ。続けることはできない、と。夜七時まで仕事をして、九時三〇分まで学校に通い、家まで運転し、ベビーシッターのところで息子をピックアップし、翌朝五時に起床するためにベッドに入り、そして翌日また仕事に向かう。これを全部やったところで、私はただ疲れ果てるだけだ。このパラメディックのプログラムだって終えられるかどうかわからない。私は無一文で、こんなことはばかげている。なんで自分はこんなことをやっているんだ？

教室まで歩いて戻ると、明かりはすべて消えていた。暗い廊下を歩いていくと、唯一明かりが灯っていたのは、そのアドバイザーのオフィスだけだった。よし、彼はまだいるぞ。しかし、彼はそこにはいなかった。だが、そこには無人の机と、その上には私が買うことができなかったパラメディックのテキストが二冊置いてあった。手書きで書いてあった。無料。これを持っていきなさい。私はそれを手にとった。そして二度と引き返さなかった。

私の仕事で最もうれしいのは、ほとんど死にそうになった経験をした患者が自宅に帰るときだ。人は人生を歩んでいくが、大部分は、家族を育て、仕事へ行き、そしてただ人生を楽しもうとする。

そして、あることが起きる。自動車衝突事故、脳卒中、不慮の事故、心臓発作、あるいは別の衝撃的な出来事が。そのことが起こった後、人は生きるか、あるいは死ぬ。生きる手助けができたとき、その気持ちを表現することなんてとてもできない。二人あるいは三人の命を救うことになる日だってある。時折、その後病院へ患者に会いにいくと、私がしたことでとても感謝されて、私は泣き出してしまうことがある。その気持ちに勝るものなどない。

## マーガレット・チャンドラー
Margaret Chandler

私は、二〇〇四年秋に準学士号を、二〇〇七年には学士号を取得して卒業した。それ以来、救急車による専門医療搬送だけでなく、救急ケアやクリティカルケアの分野で働いてきた。私は、CEN〔認定救急看護師〕、CCRN〔重症治療専門登録看護師〕、CTRN〔認定搬送専門登録看護師〕、そしてCFRN〔認定フライト専門登録看護師〕としての委員会による認可を維持してきた。BSNも取得していたので、二〇〇八年には看護師として空軍予備役に入った。現在は、急性期医療ナースプラクティショナーとしての資格をとるために、修士号を取得しようとしている。

看護学校へ行くことを決心した日、私はニュージャージー州ジャージーシティーでパラメディックとして働いていた。その日、私はSCTUと呼ばれる専門医療搬送ユニット、つまり特別装備の救急車担当だった。その救急車は、患者の自宅や事故現場だけでなく、必要となる医療機器があまりにも複雑で管理することができないため、患者を別の病院へ搬送しようとする病院へも派遣される。

その日一緒に仕事をしていた看護師のボブは、とても頭が切れた。何事にも彼は動じないようにみえた。目も眩《くら》むほど並んでいる静脈点滴につながれている重篤なＩＣＵの患者であれ、呼吸をしていない赤ちゃんを搬送するための九一一による急派であれ。また次の出動要請に備えて救急車をすぐに使用できる状態にするという退屈で汚い仕事をするときでも、彼は自分の役割をきちんと果たした。ボブは、看護学校へ入る前、パラメディックとして働いていたので、どのようにしたらよいパートナーになれるか理解していた。

看護師たちがパラメディックたちよりも給料が高いということは、同僚の誰もが知っていた。コーヒーを飲んだときも、ボブがいつもみんなの勘定を支払った。私はまだ新人で、金欠で、そして一二時間のシフトを週に五回から六回受け持ちながら仕事を二つしていたので、ボブの行動にはいつも感謝していた。ちょうど搬送を終え、駐車場でコーヒーを飲んでいるときに、彼が私に尋ねた。

「それで、いつになったら看護学校に行くつもりなんだ?」

それはささいなことに聞こえるかもしれないが、ボブがしたように、私も一緒に仕事をする仲間のためにコーヒーを奢《おご》れるくらいになりたかったたし、患者たちのためにもっとできるようになりたかった。パラメディックとして働くことは大好きだったたし、今でもまだやっているが、ＥＭＳの分野で自分を高める選択肢はかぎられていることがわかっていた。また同僚たちの何人かをみていたら、超過勤務時間は、結局のところ私に悪い結果をもたらすということもわかっていた。だから、

ＳＣＴＵで六年間勤務したわけだが、そこでの勤務は長時間にわたる退屈なもので、時々真の恐怖にかられたりもしたが、一〇〇回中九九回の出動は、恐ろしいというよりも退屈だということがわかっていた。

自分の仕事に喜びを見出せなかったということではない。その仕事には、人に話しかける時間的な余裕があったせいか、患者に対するいろいろな見方を私に与えてくれた。時折、たとえば、カテーテル室に処置を受けるために入ってきた患者が、心臓手術が必要になるかもしれないと告げられたのに、まったく落ち着いていることがある。驚くべきことをいくつかみたり聞いたりもした。ニューアーク［ニュージャージー州最大の都市］では、かなり虚弱にみえる高齢のアフリカ系アメリカ人の女性がいたことを覚えている。彼女は、人生のほとんどの期間、髪の毛を三つ編みにしていたため、脱毛症になっていた。単純に観察しただけでは、彼女のことがあまりよくわからなかった。彼女を落ち着かせると、私をみていった。「ねえ、私が人生で唯一心から後悔していることは、博士号を取りにいかなかったことよ」

ベイヨン［ニュージャージー州北東部の都市］では、私たちを殺そうとした低血糖症の患者がいた。午前三時頃だったろうか。壁に小さな十字架像が掛けてあるのだが、他に適当な場所がなかったためか、そこに点滴バッグが掛けてあった。突然暴れ出したその患者は、点滴チューブをつかみ、それを袋から引き抜くと、そこに立って私たちに笑いかけた。まったく映画のようだった。ようやく彼を押さえつけて、Ｄ50［五〇パーセントブドウ糖溶液］を投与すると、彼はものすごく優しい人になった。私たちのためにクッキーを焼きたいとまでいい出した。

ジャージーシティーでバスに乗ろうと走っていた子どもがいた。バスに乗ろうと焦っていたのか、照明灯に激突してしまった。最初、彼は泣き叫んで、激しく興奮していたので、私は彼を落ち着かせようと努力しながら、無線で医師にモルヒネを投与したいといった。すると、その子どもが叫んだ。「モルヒネ？　わー、モルヒネは嫌だ」その後、モルヒネを投与すると、彼はストレッチャーから私をじっと見上げていった。「ねえ、あなたのことが大好きだ」

あまりにもたくさんの人たちをケアしてきたため、その当時の記憶が曖昧になっている。ジャージーシティーでは、経済的にまったくの極貧層からとんでもない富裕層までを治療し、学んだことがある。どんな人でも病気になり、ある時点で、どんな人でも手助けを必要とするのだということを。

＊＊＊＊＊＊＊＊

早くから、両親によって、奉仕することの重要性を植えつけられてきた。二人ともボランティアをしており、クリスマスには、みんなでニュージャージー州アイロニアの消防署に行って、クリスマスプレゼントをもらうあてのない地元の子どもたちのために、包みをつくったりした。そこから、私の義務感が生まれたのだと思う。自宅でポケベルが鳴ると、両親は実にすばやく飛び起き、誰かを助けるべく出かけていったものだ。四歳児にとって、その姿はものすごく魅力的で、興奮した。まるで二人が電話ボックスへ急いで入って、それからタイツとマント姿で出てくるかのようだった［スーパーマンは電話ボックスで変身して救助に向かう］。とてつもない印象を私に残したというわけだ。

とはいえ、九歳のとき引っ越しがあり、その直後に両親は離婚、高校に入学する頃には、ボランティアのことなど忘れてしまった。デラウェア大学に通い、政治学と地理学を専攻して、一年早く卒業した。世界を救おうと決意していた。環境法律家になって、環境的人種差別のケースを起訴したかったのだ。もし一八歳の学部生のときに、自分が結局は保健医療の領域で仕事をすることになるといわれていたら、震えあがっていたと思う。

卒業後、大学の学費ローンを返済するために、父と義母のところへ転がり込んで生活費を切り詰めた。LSAT［法科大学院入学共通テスト］を受け、法科大学院に入る計画を立て、政府関係の入門レベルの仕事を手に入れた。しかし、私は孤独感を抱いていたので、毎週金曜日の夜は、ノースジャージーからニューアークまでドライブして、大学時代の友人たちと気ままに過ごした。特に退屈だったレイバーデイの週末のこと、そこから戻る途中、突然ひらめいた。レスキュー隊に入りたい。私は二一歳、両親は離婚し、そして、自分にはこれといった目標もないような気がしていた。窮地にある人を救助するという考えが、当時の私を惹きつけたのかもしれないと結論づけるのは、心理学の授業で実施する新入生アンケート調査結果から安易に結論を導き出すようなものだろう。しかしそのとき、私はあまり考えることもなしに、混乱した状態へと足を踏み入れたのだった。

一九九七年、私はセントラルジャージーでボランティア活動を開始した。オフィスで請求書の支払いをするという仕事もしていたが、やりたかったのは、帰宅して、救急車に飛び乗ることだった。だから、パラメディックの養成学校へ入学し、イーストオレンジ［ニュージャージー州北東部の都市］にあるEMTの仕事の面接を受けた。そこはニューアークに似ていたが、さらに規模が小さく、合法的な経済基盤が弱く、地下経済の比重が高い都市だった。ブリーフケースを抱えて入室すると、当直のパラメディックでデイブ・ストレンジという名前の男性がいった。「すみませんが、ソーシャルワーカーのオフィスは下の階ですよ」

「いいえ、私はEMTの面接でここに来ました」私はいった。「ちょうどパラメディックの学校に入学したところで、救急車に乗ってひどい夜を過ごすのがどんな感じか知りたいんです」

「よし、採用だ」彼はいった。

＊＊＊＊＊＊＊＊＊

それから四年後、パラメディックとしてはまだルーキーの私は、二〇〇一年九月一一日［米国同時多発テロ発生の日］、ジャージーシティーで働いていた。その日、私たちは、マンハッタンからフェリーで川を渡って逃げてくる何千人もの人たちのためのトリアージ［負傷者選別］地点の担当になった。避難者が洪水のように押し寄せてきたが、同時に「救助するためにやってきた」といいながら姿を現したボランティアの消防隊、救急隊、あるいは自警団にも対処しなければならなかった。彼らの気持ちは本当にありがたかったが、こういった人たちのための駐車場やトイレを確保するのは簡単ではなかった。彼らはみんな、瓦礫《がれき》の山から人々を掘り出したがったが、彼らには指揮系統の感覚がなかった。そうこうしているうちに、もしコールドウェル、ピスカタウェイ、あるいはデュモン［いずれもニュージャージー州内の地名］で救急車が必要になっても、たぶんうまくいかなかっただろう。

最終的に、私たちはその夜マンハッタンに入った。詳細は不明だったが、バッテリーパークシティーにある仮設病院には、手助けを必要とする人がたくさんいるとの報告を受けていた。最初、私たちの責任者はスタッフが不足するのを望んでいなかったし、私たちの誰も失いたくなかった。ようやく、彼女は折れた。もちろん、私たちは手助けしたかったが、ボランティアの人たちはあの環境では生き延びられないだろうとも感じていた。電波塔が倒れており、無線の通信状態もよくなかったので、誰かが行方不明になったり、負傷したりすると、その人間を探すのには長い時間がかかった。ボランティアは負傷者多数発生時のトレーニングを積んでいなかったので、そんなことは心配していなかった。すでに出発してしまっているボランティア団体もあったが、私たちはその行方を注意深く見守っていた。

悪夢のようで、不条理で、そして痛ましい状況だった。その時点では、あまりうまくいっていなかった。私たちはバッテリーパークへ行き、たくさんの人の目を洗浄した。人を集めて、安全に川を渡らせたり戻らせたりした。その日私たちと一緒に活動していた人は誰も失わなかった。しかしその後、港湾公社の幹部職員がひとり、生還しなかった三七人のひとりとなった。走って入るなといわれていたが、彼は入った。「いや、とにかく、私に行かせてくれ」というのが、彼の最後の言葉となった。

翌朝、バッテリーパークを歩いていると、有毒な粉塵がいたるところで舞っていた。雪が降っているようだった。映画『ターミネーター』シリーズに登場する死の灰のようだった。ベンチで新聞紙を被って眠っている男のそばを歩いていたとき、ボランティア隊の少女のひとりが叫んだ。「わー、何てこと、死体だらけよ」誰かが彼女をなぐさめたが、私と一緒にいたパラメディックは、悲劇的な出来事を生き延びる際によく使う気味の悪い冗談をいった。「冗談だろ？　あのSOB［野郎］は、ロウワーマンハッタン［マンハッタン南端部］で見かけるいつもの生活に戻っただけだ。彼に神のお恵みを」もっとも、そのつまらない冗談は長くは役に立たなかったが。また以前と同じ状態に戻るものなど、そこにはないような感じがした。本当にぞっとするのは、いたるところに燃え尽きた後の遺灰があって、それを含む有毒な粉塵を私たちが吸い込んでいるということだった。

私たちがやったのは、何日間も活動したということだけだった。それは、その悲劇についてあれこれ考えないようにするための方法だった。そして、仕事をしている間、九・一一のようなことはまた起こるだろうと実感した。私たちは負傷者多数の発生事故に今後も直面するだろうから、それをうまく管理する最善の方法を学びたいと思ったのだ。もし軍隊に入ったら、その組織化された知識を手に入れることができるような気がしたが、私は看護師として入隊したかった。だから、看護学校に入学し、二〇〇四年に準学士号、二〇〇七年に学士号を取得した。ＢＳＮのおかげで、二〇〇八年空軍予備役に任命された。私は現在、ニュージャージー州マクガイアディックスレイクハースト統合基地の第五一四航空宇宙医療中隊の大尉として勤務している。そこで私は、空軍の戦闘人命救助クラスで、パイロットがＳＡＢＣ［バディの自己援助のケア］の指導者になるためのトレーニングをしている。

＊＊＊＊＊＊＊＊

ＲＮの資格を取得して以来、私は救急部門、胸部心臓外科集中治療室、そして重症治療のフロートプール［必要に応じて派遣される部署］で働いてきたが、パラメディックは一度もやめたことがなかった。看護師資格を取得した最初の二、三年間、私はたしかにパラメディックとして名乗ることのほうが多かった。ＩＣＵの仕事には車で通っていたが、病棟で他の看護師たちと仕事をすることがないよう、現場へ派遣されることを願っていた。

優秀な看護師になるために、つまり、この専門職に愛情を持ってベッドサイドで仕事を続けていくためには、一見して無駄と思われる努力をたくさんすることが必要である。自分の思いどおりの状況で仕事をすることなど不可能だと思う。看護という専門職は、文字どおり、そして比喩的にも心を打ち砕くが、人によって防衛機制は異なる。周囲にあわせようとして疲れ切ってしまい、自分自身を犠牲にしないような人に対する寛容さに欠ける人もいる。私は、女性というのは同性に対してつらく当たる傾向があるということを率直に認める。それは、女性特有のやり方であり、同僚に対する言葉による虐待を増幅させると思う。

「看護師は新人看護師を食べる」という考え方は、少しも新しいものではない。それに対する私の見解は、看護の潜在力によって最も脅かされている人は看護師なので、看護師は同僚に対する言葉による虐待にかかわるというものである。年上の看護師が年下の看護師の高慢な鼻をへし折るときはいつでも、その背後に隠されているメッセージはこうだと思う。**そこまでたくさんすることを許されているのは私だけよ。よく厚かましくも自分の方が賢いかのように、あるいは自分のほうが価値があるかのように行動できるわね？**　ペッキングオーダー［鳥の世界にみられるように、上位が下位を「つつく」序列関係］として知られるように、自尊心が低くて、なわばり意識が強ければ、そしてそのとき理想主義的で熱心な初々しい顔をした新人が姿をみせれば、癪《しゃく》に障るようになるのだ。

現在は、新人看護師たちを擁護しようとする年上の看護師たちもいるし、自分自身が同僚に対する暴力にかかわるという年下の看護師たちもいる。しかし、時折私が思うのは、もし自分の自律性をある程度捨ててでも責任を負わなくてもよいとする立場をすでに選んだ看護師は、同じ決意をしていない新人看護師をみるのが、少し癪に障るということだ。

ただ嫌味ばかりいう者もいるし、立ち去る者もいるし、「よろしい。すべてのヒトデを海に投げ返すことはできないが、このヒトデは受け入れることができる」という者もいる。しかしながら、ビーチで打ち寄せられたすべてのヒトデを海に投げ返すというような無理なことはせずに、自分の身は自分で守らなければならない。この体重およそ一二二キログラムの術後患者にとって最もよいことは、ベッドから起こして椅子に座らせることだ。自分自身でそう考えていることがわかるのは、自分の体重が約五九キログラムで、看護助手はひとりだけで、そして病棟にはさらに一八人の患者がいるということを思い出すときだ。

専門職者として、また看護師として、最近は私たちを保護してくれる予防措置に恵まれている。なぜなら、私たちより前の時代の看護師たちは、いらいらしていったものだからである。「いやよ、手袋なしでは仕事をするつもりはないわ。いやよ、強制残業をするつもりはないわ。いやよ、ただ癇癪《かんしゃく》を起こしたという理由だけで、外科医に手術器具を投げ散らかすなんてさせないわ」そうすると、消えずに残っている問題に対する答えは何か？　身体的なリスクや専門職者としてリスク管理をすることに警戒を怠らないようにするというのが、ひとつの答えだ。しかし、私たちは、精神的なリスクも管理していく必要がある。どの程度までなら、あえて精神的に反応してもよいのか？

ＥＭＳで仕事をした経歴から、これは私が本当に苦労してきた問題である。私たちが看護師たちにさせているように、医師に彼らの内側で起こっていることに責任をとらせることはしないし、そのことについての自分のスタンスがどうなのか、私はまだあまりわかっていない。私がＢＳＮを取得しようとしているとき、教授たちと専門職者としてのケアおよび精神的反応について話した。それに対する私の最初の反応はこうだった。「もし担当患者に十分対処できているなら、それをどう感じるかなど、何か重要な意味があるの？」

集中力の持続時間にも関係がある。私は、問題を見つけ、それを修正し、そして先へどんどん進むことが好きである。人と話すことだって大好きだ。ある問題に一時間、集中的にかかわっていくことが好きだ。車を切断して救助している間、そこに座って、その人に話しかける。蘇生処置を受けているときは、そこに座って、その人の家族を安心させる。死亡届のような、看護師たちを怯えさせるような話を家族とするときでさえ、私はうまく対処できる。私にとって、問題はひとつもない。

しかし、連続して何日も同じ患者に対処しなければならないとき、私はすぐにバーンアウトしてしまう。理由はわからない。もしかしたら、時間がかぎられていることがわかっているときにだけ、注意を怠らない状態でいられるのかもしれない。それは、最初にEMSで育ったためかもしれない。もしかしたら、論理的なアプローチの方が、私にはもっと意味があるのかもしれない。私は、現場に到着して、問題を解決し、そしてまた先へ進むことが好きだ。職務志向であることが、おそらく私を精神的に守ってくれ、勤務交替時での気持ちの切り替えをかなり容易にしてくれる。

私はこう感じている。私があなたを心臓発作にしたのではない。私があなたの車を列車に衝突させたのではない。私があなたの赤ちゃんに咳止め薬を過剰服用させたのではない。あなたの身に起こったことに私の責任はないが、私は姿をみせて、全力を尽くして仕事をする。患者たちは、自分自身をコントロールできないような人は望まない。患者たちは、有能な人を望む。患者たちは、一生懸命な様子で、準備が整った状態で姿を現す人を望む。最も私を悩ますのは、人員が不足している、物資が不十分である、あるいはその程度の頭しかないことが原因で、自分がやれるはずのことができないように感じるときだ。

＊＊＊＊＊＊＊＊

最近は、ハッケンサック［ニュージャージー州北東部の都市］のＥＲで働いているが、ＥＭＳの考え方を看護に生かしたり、逆に看護の考え方をＥＭＳに生かしたりすることができていないと思うことがある。看護師として行動しているときでさえ、はっきりとパラメディックのように物事をみることがある。それは状況に基づいている。つまり、どちらがその患者のためになるかということだ。ＥＭＳと看護では考え方が異なるし、準備の仕方も異なるが、率直にいって、ある状況に対してはＥＭＳのほうが、より準備ができているといえる。負傷していて、最初の四五分間をなんとか切り抜けたいなら、パラメディックに来てもらった方がよい。私たち看護師は外向きであり、目標駆動型である。しかし、パラメディックたちは、目標について異なる考え方をするトレーニングを受けている――目標は患者の生存である。それは、専門職的な準備に対して、テクニカル的な準備といってよく、したがって、ＥＭＳはあまり専門的職業だとは思わない。救急医療は、自らの専門的な業務体系に対する権利をあまり主張できない。それは、医学から取り入れ、看護から取り入れ、そして公共の安全から取り入れているからである。しかしながら、看護には独自の知識体系が必要である。看護には、他のどの分野にもない専門的知識が必要である。

看護はすばらしい専門的職業で、保健医療の世界における手堅くて危なげない最高の仕事である。救急医療の世界には、私と同じように感じている人がたくさんいる。保健医療の分野にとどまりたいが、もっとよりよい暮らしをする必要があると。それはたいていの場合、「私はすばやく対応し、具合の悪い人をケアし、週七〇時間働くことができるが、住宅ローンを支払う余裕は決してない」なのか、「私はそれをこの違うやり方でできるし、今の職場で生き残り、しかも背骨を折るような怪我をしない可能性が高い」なのかの違いだ。ＥＭＳの大きな問題のひとつは、職場における職階がかなり短いということだ。すぐに上司になったり、指導者になったりして、それでもうずっと同じままだ。その点、看護はかなり優れている。多様な種類があり、たくさんの異なるタイプの仕事がある。

私は、看護師を八年経験してきた——大きな物事の成り立ちからすればあまり長くない——が、救急部門や特別なＩＣＵで働いてきた。また、看護のミッションでモザンビークのようなところへ、あるいはある分野に特化した専門家としてミシシッピー州ガルフポートへ、空軍がＭＣＩ［多数傷病者事故］に対してその作戦即応性を向上すべく手助けしにいったりしたこともある。

そのように広範囲の経験をさせてくれる、あるいは新しい責任に対するそれほど多くの選択肢を与えてくれるような専門的職業が他にどれくらいあるだろうか。

患者にプライマリーケアを提供するという考え方が好きなので、私は今、ナースプラクティショナーになるための勉強をしているが、ベッドサイドで必要不可欠なケアをする看護師たちのための供給源になるという考えも気に入っている。古い決まり文句に頼るわけではないが、ある人に魚をあげれば、その人は一回分の食事が得られる、ある人に魚の釣り方を教えれば、その人は永遠に自分で食料を調達できる。どんなときでも、長期的視野に立った選択をしたいものだ。

## フランチェスカ・リンド

Francesca Lind

私は、ドイツのフランクフルトと、イタリアのヴェニスから北へ約四八キロメートルのところにあるヴィチェンツァで育ち、イタリア語、ドイツ語、そして英語を話す。一九九八年に夫とともに米国へやってきて、ワシントン州シアトル近くのホイッドビー島で暮らした。オークハーバー［ホイッドビー島北部］のスカジット大学でLPNのプログラムのことを知ったのだが、それが私の看護のキャリアの出発点だ。二〇一一年一二月にBSNを取得し、現在は精神保健分野のナースプラクティショナーになるための勉強をしている。

ヴィチェンツァで暮らしていた夏に夫に出会ったのだが、彼はそこの基地のキッチンで働いていたときの上司だった。七カ月後、私たちは結婚し、その七カ月後、彼は退職した。二人でピュージェット湾のホイッドビー島のコープビルに移り住むと、私の生活から太陽の光が消えた。誤解しないでほしい。そこは美しい場所で、私は陽気な人間なのに、そこは一年の四分の三が雨か曇りなのだ。季節性の疾患に罹らないように、日焼けサロンに通わなければならないほどだった。

私はKマート［ディスカウントチェーン店］で働いたが、そこで、四六時中やってくる、ある若いフィリピン人女性に出会った。ある日、私はいった。「お仕事は何をされているんですか？」彼女はいった。「看護学校に通うところですよ」そして、彼女は私にオークハーバーにあるコミュニティカレッジについて話してくれた。夫に看護師になりたいと告げると、彼はいった。「がんばってやってみろよ」だから、私は九月に入学し、一年後の二〇〇二年にLPNになった。ほとんどすぐに、ナーシングホームに就職した。

そこで働いている間、自分で勉強できて、高度看護施設である自分の勤める施設で臨床実習ができるオンラインスクールを見つけた。ワシントン州看護委員会に電話すると、そこの職員がいった。「はい、あなたの勤務する施設に修士号を所有する看護師がいて、あなたのインターンシップについて署名して承認するならば、州の試験を受ける前に、そこで四〇〇時間の臨床実習が必要になります」だから、すべてのクラスを終えるまでに、私は四〇〇時間の臨床実習を行った。スポケーンまで車を運転し、州の試験を受け、二〇〇五年にRNとしてライセンスを受けた。

RNになるとすぐに、私はワシントン州エヴェレット沖の島にある病院の内科・外科病棟で仕事を見つけた。一緒に働いていた新人看護師たちは、私にそのナーシングホームから出るようにいったが、私は出ていきたくなかった。私はそこでの仕事を楽しんでいたし、ある点では、自分の家のような気持ちさえしていたのだ。「優れた病院に就職するのはこれから大変になるわよ。ナーシングホームで働くRNは有能な看護師でないと考える人はたくさんいるから。このままナーシングホームにいたら、あなたはスキルを失ってしまうわよ」彼女たちは私にいった。もしかしたら、私は彼女たちの言葉に耳を貸すべきではなかったのかもしれない。私はエヴェレットへ行き、内科・外科病棟で常勤の仕事をし、八カ月以内に離婚した。

私は、テキサス州コーパスクリスティに行くことにした。義理の娘が、大学一年目をそこで過ごしていたので、彼女のそばにいたかったのだ。しかし、スポーン病院は、コーパスクリスティで最大の病院のひとつだったが、一万ドルの契約金で私を一年間雇ってくれたということもあり、状況が好転した。私はそこの泌尿器科病棟で働き、コーパスクリスティ心臓メディカルセンターでも別の仕事を見つけ、後でICUに移ることができるように、テレメーター病棟で働きはじめた。

二〇〇七年も終わりに近づいた頃、トラベルナースになった。民間機関に雇われて、いろいろな病院へ仕事にいった。三カ月の契約を結ぶこともあれば、六カ月の契約を結ぶこともあった。一度、ノースカロライナ州に九カ月滞在したことがあったが、それはそこの病院が本当に気に入ったからだ。私は、ノースカロライナ州、テキサス州、そしてアリゾナ州を移動した。当時は看護師不足で、報酬は多かった。仕事によっては、時給七五ドルのこともあった。その機関は、アパートの家賃と水道光熱費も支払ってくれた。援助が受けられなかったのは、携帯電話料金と車のガソリン代だけだった。そして、休日には、ドライブしながら、まだみたことのなかった米国の景色を楽しんだ。

私の最後の契約は、二〇〇九年一月に終了した。その年の三月まで続くはずだったが、景気が悪化していたのだ。三〇年来の友人がコロラドスプリングスに住んでいたので、そこへ引っ越すことにした。しかし、私が到着したとき、景気は少しもよくなっていなかった。すべての病院は雇用をそのままにしておいた。地元の看護機関に連絡をしたが、空きがあるのは、エルパソ郡刑務所の診療所看護師の仕事くらいだった。私はそれを受け入れた。

私は主診療所にいて、すべてのコードに対処しなければならなかった。しばしば誰かがコードの状態になったが、そんなときはすぐに対応するために、私は所員たちと一緒に、一〇〇人もの被収容者が自由に歩きまわっているエリアにも行かなくてはならなかった。怖かった。だが、彼らに敬意を示せば、たいていの場合、彼らはそっとしておいてくれるということを知った。だが、被収容者たちは、たとえ必要なくても、いろいろなタイプの薬を手に入れようと、白々しい嘘をつく手立てを知っていることもわかった。

ある被収容者は、発作のふりをするのがとてもうまかったので、私が「バッグからアチバン［抗不安薬］をとってくる」というまで、私は本当だと思っていた。アチバンは筋肉を弛緩させ、呼吸を安定させるので、発作後も苦しむことはない。突然、彼は目を覚ましていった。「わー、だめだ、アチバンはやめてくれ。俺はそれにアレルギーがあるんだ」その被収容者は、翌日の法廷で、仮釈放なしの終身刑を言い渡されることがわかっていた。だから、もしかしたら、公判日を延期できると思ったのかもしれない。

しかし、ある夜、本当に恐ろしいことが起こった。ひどい嵐で、私はメンタルヘルスの問題を抱えた三人の患者たちと診療所にいた。彼らは、グリーンベストの患者だった。グリーンベストとは、ダブルエプロンのようにみえるグリーンベストを除いたら、彼らは完全に裸だという意味だ。ベルクロ［マジックテープ］の細長いテープで両サイドをあわせている。グリーンベストの患者たちは、分厚いドアに電気錠が三つつけられた独房に入れられ、寝具類はなかった。とても小さなマットレスがあるきりで、自殺をしないように監視されており、食事は指でつまんで食べられるものが提供される。自殺願望さえあれば、どんな物でも武器になる可能性があるからだ。彼らは隔離されて、メンタルヘルスを評価してもらうまで、診療所内で身をかがめていなければならない。

その嵐はあまりにもひどくて、停電してしまった。発電機が始動するまでのおよそ一〇秒間、診療所は真っ暗になった。その一〇秒は一時間のように感じられた。私はその場に立って、考えていた。彼らはドアを引っ張って開けて、私を襲うだろう。私はここでひとりだ。無線機を持ってはいたが、暗いなかでは、どれがアラームのボタンなのかわからなかった。だから、私は祈りを捧げた。「神様、どうか、私をお守り下さい」そして、一〇秒後に発電機が始動し、明るくなると、私は跳びあがった。なぜなら副所長が私の横に立っていたからだ。とても暗かったので、彼が入ってくるのがみえなかったのだ。

私はその仕事を続けることができなかった。状況はどんどん悪化した。そこでは四六時中、違法入国者を抱えていたのだが、彼らは恐ろしい健康上のリスクをもたらしたのだ。移民税関執行局は、一度におよそ一〇〇人の入国者を連れてくるので、私たちは彼らを登録して、検査しなければならない。彼らはあらゆる種類の接触感染性の問題を抱えていた――ケジラミ、気味の悪い皮膚疾患、敗血性咽頭炎、伝染性結膜炎。回復するまで、彼らを隔離しなければならず、私たちはいつも、刑務所内で伝染病が発生することを心配していた。被収容者は全員が同じバスルームとシャワーを使っていたので、簡単に何かに感染する可能性があったのだ。

およそ半年間刑務所で勤務した後、フォートカーソン［コロラドスプリングス近くの陸軍施設］の陸軍病院に就職した。ＩＣＵで一年間働き、それから救急部門へ移った。私はＥＲが大好きになった。これこそ運命づけられているような気がした。私はＡＤＨＤ［注意欠陥多動性障害］に違いなかった。じっとしていることができなかったからだ。いつも忙しくしている必要があり、ＥＲはたしかに忙しかった。

フォートカーソンは、完全に陸軍病院である。軍人家族のためだけに仕事をする。認めたくはないが、これまで働いてきた他のどの場所よりも、そこではかなり多くの虐待を目撃してきた。ある医師と夜勤に就くのだが、私たちが一緒に仕事をするときはいつでも、虐待ケースを担当した。私は彼にいった。「スケジュールを変更するわ」

飢餓虐待の最悪のケースが、ちょうど三週間前にあった。生後八カ月で体重が約二・七キログラムしかない赤ちゃんだった。エイリアンの赤ちゃんをみたことがあるだろうか？　これほど小さなグリーンエイリアンが登場する映画を観たことがあるだろうか？　映画のそれのように大きな頭で、禿《は》げていて、とても小さい。ほとんど骨がみえる。それが、その病院で「エイリアンベビー」と呼ばれるものだ。

その赤ちゃんは、そのようにみえた。母親は、その子は「発育不全」の赤ちゃんだと私たちにいった。赤ちゃんは、食べることも、飲むことも、育ててもらうことも望まなかったのだと。食べさせようとしても、その子は吐いた。私はいった。「ああ、大丈夫。ウイルス性胃腸炎かもしれないわ」担当は私といつものあの医師だった。その赤ちゃんをみたとき、最初に彼にいった。「先生、これは発育不全なんかじゃないですよ。また虐待だと思います」

その母親は、兵士の妻で、赤ちゃんの父親はどこか海外へ配置されていた。

その赤ちゃんの服を脱がせたとき、怒りがこみあげてきた。叫びたかった。「どうやったら、自分の子どもにこんなことができるの？」しかし、私は客観的でなければならなかったので、その子のこれまでのことを尋ねた。経膣分娩、出産時体重約四キログラム、身長五〇センチ、合併症なし。

出産時の体重が四キログラム、八カ月後に六ポンドに減少している？

「自分の子どもの体重がこれほど短期間に減少していると気づいたとき、あなたはどうされたのですか？」私はいった。「赤ちゃんの定期検診で、かかりつけの小児科医に連れていきましたか？」そうすると、その母親は実におかしなことを口走った。「医者の予約のとり方がわからなかったの」そして、二、三分後、医師が入ってくると、彼女はいった。「体重が落ちたことにはじめて気づいたとき、経過観察の予約を入れたのよ」そして、かかりつけの小児科医の名前をあげた。コロラド州のどこを探しても、彼女があげた小児科医は見つけられなかった。もっと悪かったのは、出産時、彼女は私たちの陸軍病院には来なかったのだ。外部の病院へ行き、赤ちゃんが生まれたことを職場に報告していなかった。彼女が妊娠していることを記載している書類さえなかったので、妊婦検診にも来ていなかったというわけだ。

その赤ちゃんは脱水症状だったので、私はその医師にいった。「私たち、かなり長い間一緒に仕事をしてきたので、私が得意なことはご存じですね。私を看護師として信頼して下さるなら、ペディアライト［電解質補給剤］をこの赤ちゃんに飲ませてもよいですか？」ペディアライトは、ゲータレード［スポーツドリンク］とほぼ同じだが、子ども用だ。ミルクは入っていない。子どもの胃の調子が悪いときや嘔吐しているとき、その子に必要な電解質をすべて含んでいるので水分補給の際に役立つ。私はいった。「もし本当に発育不全なら、赤ちゃんは飲みたがらないし、哺乳瓶の乳首を吸おうともしないでしょう」彼はいった。「そのとおりだ。それは考えもしなかった」

私はペディアライトを取りにいったが、彼はあまりにも栄養不良だったため、すぐにはあまり飲ませることができなかった。約五七グラムではじめたが、彼はたがが外れたように哺乳瓶に吸いついた。だから、私はいった。「これは発育不全なんかじゃありません。母親の側が、栄養補給させることができていないだけです」その後保護してもらうまでに、その子はペディアライトを約四五四グラム飲んだが、一度も戻さなかったし、下痢も起こさなかったし、以前よりも機敏になってきた。私はいった。「この赤ちゃんは、母親から引き離さなければなりません」

私たちは児童保護局に連絡してから、ＭＰ、つまり憲兵隊とコロラドスプリングス警察に連絡する必要があった。看護師か医師なら、児童虐待を報告する義務がある。ＨＩＰＡＡ［医療保険の相互運用性と説明責任に関する法律」に触れるので、そのケースを追跡調査することはできないが、その後どうなったのかニュース報道で知ることもある。

私はたいていの場合、仕事の問題を自宅に持ち帰ることはしないが、その飢餓虐待の赤ちゃんのことはあまりにもショックだったので、眠ることができなかった。目を閉じるたびに、あのエイリアンベビーの泣き叫ぶ顔が浮かんできた。翌日仕事に行って、上司と話すと、彼はいった。「ああ、君が担当したケースは知っているよ。もし希望があるなら、私が病院に電話をして、どんな様子か聞いてみてあげるよ」彼が電話すると、病院の看護師がいった。「彼はガツガツ食べてますよ。心配いりません。すべて順調です。まるまると太らせますよ」それを聞いて安心した。勤務後、翌朝までぐっすり眠れた。

私の子どものことだ。私には、来月成人を迎える子どもがいる。彼は奇跡的な子どもだった。なぜなら、私は不妊症のはずだったからだ。彼が生まれた後、もうひとり子どもがほしかったが、医師からは無理だといわれ、そのとおりになった。だから、あのように子どもを扱う親をみると、私は怒り狂った。あの赤ちゃんの母親は、故意に彼を餓死させようとしたのだろうか？　この世に神様はいないのだろうかと思うことがある。

ＬＰＮのクラスは、四五人の学生でスタートした。一五人しか卒業しなかった。その一五人のうち、現在も看護師として働いているのは五人だけだ。他の者はみんな辞めた。彼女たちはバーンアウトしたか、仕事探しをあきらめたか、あるいはキャリアを変更した。もったいない。もしかすると、バーンアウトするのは、餓死しそうな赤ちゃんたちのようなケースに接し、体力と目標がなくなってしまったためかもしれない。

私は、看護が大好きだ。人のケアをすることや、誰かの役に立つと感じることが大好きだ。そして、他の人から、患者たちからでさえも、学ぶことが大好きだ。「看護学校に通いたい」という声を聞くといつも、私はこういう。「大変で、報われもする仕事だけど、悪い影響を受けないようにしなさい。そして充足感を保つ方法を見つけなさい」と。

## シンシア・スマザーズ
Cynthia Smathers

私は何年も前から看護師になりたいと思っていたが、しかしその一方で、呼吸療法というものに出会った。三〇年以上にわたって、呼吸療法士として働き、そのうちの二八年間は、大規模な私立学校の教育プログラム責任者も務め、シングルマザーとして息子も育てた。自分の仕事のために、教育とカウンセリングの分野で修士号を取得したが、人生のかなり後半になるまで、看護師になるという夢は追求できなかった。二〇〇五年に卒業し、二〇〇六年二月にRNのライセンスを取得した。現在は、アリゾナ州最大で最も歴史がある、唯一の非営利ホスピスプロバイダー、ホスピスオブザヴァレーで働いている。

いつも思い出す患者がいる。彼は金曜日の午後にホスピスにやってきた。まだどのケースマネージャー、あるいはソーシャルワーカーが担当するか決まっていなかった。しかし、痛みの症状がコントロールできなかったので、継続ケア看護師のチームが、週末にかけて、その痛みの管理を手助けできるかどうか確認にいった。比較的若くて——五〇歳——結婚しており、妻はたぶん二〇歳は年下で、七歳と九歳になる二人の子どもがいた。彼は直腸がんを患《わずら》っており、腫瘍が鼠径から突き出していた。身の毛もよだつほどだった。しかし、勇敢にも彼は、できるだけ鎮痛剤を使用しないことを望んだ。残された時間で、できることは何でも子どもたちに教えたかったので、話をするために機敏でいる必要があったのだ。

不幸なことに、腫瘍が原因で、彼は完全に前屈姿勢になっていた。胸がほとんど両膝にくっついていて、椅子に座るときには一方に傾かなければならなかった。部屋に入った私はいった。「ベッドでもっと楽な姿勢になりませんか?」すると、彼がいった。「三カ月間、体をまっすぐにしていないんだ。私に触るな。そのあたりに近づくな。とにかく痛いんだ」闘志あふれる人だということは一目でわかるが、自分が患っているものと闘う方法はなかった。

＊＊＊＊＊＊＊＊＊

五〇代前半になってやっと、私は看護師になった。もっと若い頃、看護学校へ行くことと呼吸療法のトレーニングを受けることとの間で板挟みになっていた。フェニックス［アリゾナ州の州都］にある小さな病院のキッチンで働いていたときに、そこの呼吸療法士のひとりに尋ねられた。「私の部署でトレーニングを受けたいと思わないかい?」私は考えた。ああ、いいわよ、この蒸し暑いキッチンから私を出してくれるものなら何でも。

だから、私はトレーニングを受け、修士号取得のために一九七七年から学校に戻ることを決めるまでずっと、呼吸療法士として働いた。しばらくの間、カウンセリングの仕事をして、それが気に入っていたが、保健医療分野のどこか他のところに自分にできることがもっとあるはずだといつも感じていた。息子が大学を卒業して、ひとり立ちできたことがわかると、私は思った。もしかすると、看護師になるために学校に戻ることになるかもしれない。

＊＊＊＊＊＊＊＊

あの若い父親の腫瘍はあまりにも深刻な状態で、取り除くことができなかった。診断後すぐに手術を受け、化学療法を耐え忍び、そして最後に放射線治療を受けた。残念なことに、その部分に放射すると、組織が焼かれ、腫瘍がどこからでも出てきた。私がそれまでみたなかで、最も激烈な腫瘍だったが、私はある創傷ケアをやってみたかった。「もしかすると、あなたの苦痛を和らげることができるかもしれないわ」私は彼にいったが、治すことはできないとわかっていた。しかし、彼はいった。「まったく耐えられないんだ」その時点で、彼の死期が迫っていることは知っていた。看護師として直感した。本当に何かをしないと。しかし、それが重要でないこともわかっていた。彼を安楽にして、子どもたちに向け別れを告げさせる必要があった。

＊＊＊＊＊＊＊＊＊

コミュニティカレッジ時代のことに戻ると、学外研修の一部として、地元の病院を訪問して、ソーシャルワーカーが瀕死の患者たちとかかわるのを手助けしたことがあった。それが、ホスピスについて学んだはじめての機会だった。ホスピスは、何年も前からヨーロッパではじまっていたが、一九七〇年代初期になってはじめて、その動きが米国でもみられるようになった。シシリー・ソンダースは、英国におけるホスピス設立者のひとりで、彼女は、人生の最期に安楽を与えるためのホスピスと全人的ケアを受け入れたエリザベス・キューブラー＝ロス——五段階の悲哀理論で有名な精神科医——に重大な影響を与えた。キューブラー＝ロスは、アリゾナ州スコッツデールで晩年を過ごし、家族や現在私が勤務する組織の看護師たちがケアをした。だから、一九七〇年代末期には、ホスピスを少し経験することができ、それが大好きになった。しかし、それは私が呼吸療法士としてトレーニングを受けた時期でもあり、私はその呼吸療法士を二五年間続けたのだった。もっとも、人生最後の仕事は自分にとって特別なものであるといつも思っていた。しかし、そのときの私には、「よし、仕事を辞めて、新たな道を歩み出す」という準備はまだできていなかった。

＊＊＊＊＊＊＊＊＊

あの男性患者の家に戻って二日目、彼は私の姿をみると涙を流した。「すごく痛いよ」彼はいった。「もう我慢できない。今度ばかりは助からないよ」その時点までは、彼は驚くほど前向きな姿勢を示していた。彼はずっといっていた。「この痛みと闘うよ。私にはできるんだ」しかし、そのとき、私の手をつかんだ彼は、私の目をみながらいった。「子どもたちを連れてきてくれ。妻も。別れを告げなければいけない。なぜなら、その後、あなたはこの痛みから私を救い出してくれるから」

私は彼の家族を連れてきた。彼が七歳と九歳の子をどんなふうに見つめて、どんな話をするかを考えただけで気分が落ち込んだ。彼は、自分は天国へ行き、家族を見守り、そしてこれからもずっと家族と一緒にいるといった。妻と子どもたちが出ていくとすぐに、彼は再び私をみていった。「やるべきことは何でもやってくれ。もうこれ以上、痛みを我慢できない」

私は自分の携帯電話を手に、ブラックベリー［スマートフォン］をもう一方の手に持ち、薬の量を増やすための指示を受け、彼を安楽にしようとしていた。日曜日の夜に彼が亡くなるまでには、彼は椅子に座って手足を伸ばせるようになっていたので、妻は彼の顔をみることができた。彼は本当にハンサムな男性で、妻はとても感謝していた。彼女はいった。「あー、大変でした。この三カ月間、床に体をつけて見上げないと、夫の顔をみることができなかったのだから。手足を伸ばせるくらい心地よくしてもらって、本当に感謝しています」

とてもつらかった。しかし、自分自身に言い聞かせる。あの、わかるでしょ？　私たちはやるべきことをやった。彼に必要なことを聞いて、私たちはやるべきことをやって、そして、家族みんなにとって、彼の死がより安らかであまり悲惨でないものにした。

＊＊＊＊＊＊＊＊

ホスピスと私は、現在とても深い関係にある。これこそ、私がいるべきところだといつも思ってきた。そして、私は心の命じるまま、かなり直感に従う人間で、かなり前から、自分がゆくゆくはホスピスで働くことになるとわかっていた。ここまで辿り着くのに、人生の大半を費やしたが、そのいきさつにはやはり驚かされた。

二〇〇七年、まだ呼吸療法士養成プログラムの責任者として働いていたときのことだ。オフィスから車で自宅へ向かっていた。ホスピスオブザヴァレーで開催されている就職フェアの看板の辺りを通りすぎたとき、不思議なことにここでいったん止まらなければと思った。ほとんどスピリチュアルなレベルで、文字どおり呼ばれていると感じたのだ。その看板を前方に見て、思った。とにかく止まって、みてみよう。そしてすぐに面接を受けると、私が身につけていたスキルが気に入ってもらえた。特に呼吸療法士としての経歴と、カウンセリングの分野で修士号を取得しているということが。そして、すぐに採用され、二、三年の間、必要に応じて仕事をした。そして、二〇〇九年、フルタイムで雇用された。今にして思えば、あらかじめ運命づけられていたように思われるが、今でもふと考えることがある。なぜ、私は止まったのだろうか？　なぜ、あのとき、あの日、私はあの看板の横を通りすぎたのだろうか？　なぜ、私は急を要すると自然に感じたのだろうか？

ホスピスオブザヴァレーは、私が思うに、米国最大のホスピスで、人々のケアに対して信じられないくらいの情熱がある。そんなに前向きな企業で働いたことは、一度もなかった。スタッフを育てるために本当にいろいろ経験させてくれるので、この環境ならすぐにでも成長できる。かなり大規模な企業なので、マリコパ郡内全域に、緩和在宅ケア、家庭医療、そしていろいろな入院患者部門があり、少しずつあらゆることを経験する機会がある。私は変化のある人生が好きなので、何であれ新しい役割を果たすことになるのは嬉しい。もっとも、たいていの場合は、患者の自宅で仕事をするのだが。誰か危篤状態のときには、毎日二四時間体制で看護師が派遣され、症状をコントロールできるまでそこにとどまり、そして家族を指導してケアできるようにする。

私が話をするときは、たいていの場合、自分たちがやるべきことを説明し、しばしば目にする絶望や混沌を和らげる仕組みをすぐに提供することを意図している。「私たちは、危機専門チームの一員で、今あなたが打ちのめされていると感じている症状を管理する手助けをするためにここにいます。二、三日、状況がコントロールされるまで、ここにとどまって、あなたが愛する人をケアする方法を指導します。その後も、あなたはひとりではありません。なぜなら、トリアージナースとともに二四時間体制でカバーしているからです。いつでも電話で連絡できるし、もし電話では埒《らち》が明《あ》かないのなら、別の看護師を派遣します。たとえ真夜中でも、やるべきことはやります。あなたのために私たちはここにいるのです、いつでも、たとえ私が一二時間ずっとここにいなくとも」

　患者やその家族と一緒にいるとき、私はその人たちが話すことに注意深く耳を傾け、本当に必要なことが何であるかを見抜こうとする。昨年、ある患者を受け持ったが、彼女は余命わずかの状態だった——私たちが彼女の自宅をはじめて訪問してから二、三週間以内に彼女は亡くなった。彼女とその夫は、アリゾナ州ケイブクリークの広い土地で暮らしており、彼女は馬を数頭所有していた。亡くなる前、彼女はある一頭と外で座っていたかった。彼女は気管切開チューブを入れていたので、私はすべての機器を彼女と一緒に外へ引っ張り出し、車椅子で彼女を木の下へ移動させた。夫が馬を引き連れ、彼女は馬を撫でたり馬に話しかけたりしながら、そこで三〇分間過ごした。彼女が最後に関係を築いたり別れを告げたりするのをみるのは、私にとって本当に特別なことだった。

　私はたくさんの患者を受け持ってきたが、ある時点で、その患者たちは、あの若い父親のように、私をみてからいった。「もうこれ以上、この痛みを感じたくない。痛みから私を救い出すために必要なことは、何でもやってくれ」そして、医師たちと連絡をとって、その患者たちが安らかに逝けるように適切な指示をもらうだけだ。患者の苦しみを和らげることは、ホスピスにおける非常に重要な優先事項だが、愛する人が痛みで泣き叫んでいるところを家族にみせる必要がないことも事実だ。最期の瞬間の記憶は永遠に残るので、私はさまざまな要求と必要性のバランスをとれるように努力して、最も安らかな死を迎えられるように、私にできることはすべてやる。私たちは安楽死させることはしない。時々、人は考えるかもしれない。**オー、マイゴッド、あなたは患者たちにあま**

りにたくさんの薬を与えるから、その人たちは亡くなる。私たちは、その人たちを痛みから救い出すのに必要な薬を与える。もしそれが彼らの望みなら、そして彼らがその望みを私にはっきりと伝えたなら、そうなるように私は最善を尽くすだろう。

しばしば、看護では小さなことが最も重要となる。少し安楽にすること、たとえば亡くなる前に入浴してもらうだけでも、とても大きな違いが生じる場合がある。かつて、がんで余命わずかの若い女性に美顔術をしてあげたことがあった。彼女は、インターネットで美顔用製品を購入するような女性のひとりだった。私は彼女の息子に頼んで、スペシャルクリームの入った箱をすべて持ってきてもらい、彼女にいった。「どれが一番好きか教えて。これから美顔術をするから」彼女の顔と首をマッサージして、いくつか異なるクリームをすり込むと、彼女がいった。「これはとてもすばらしい。一〇〇ドル払ったって、これ以上のクリームは手に入らないわ」そして、二四時間後、彼女はただ安らかに逝った。その後、彼女の息子が私にいった。「すごい、母がどんなにあれを楽しんだかわかりますよ」

自宅に帰った後も、神様に「なぜ？　なぜ？」と尋ねなければならない患者が二、三人いた。しかしその一方で、この地球上で私たちに起こることは、単に不幸な環境の結果だと思っている。わざわざ神様が走りまわって、人が苦しみながら死ぬようにがんを与えているとは思わない。そんなことはとにかく信じたくない。しかし、私が対処しなければならなかった、亡くなるところをみていなければならなかった若い人たちもいた。そんな場合に私は考えた。誰かがこんなふうに息を引きとるのをみるのはとても悲しい。そして、家族が引き裂かれて子どもが死亡してしまい、その子が結婚して赤ちゃんを授かる機会を奪われてしまった親の姿をみるのは、ただただ悲しい。もっとも、もうこれ以上この仕事は続けられないと感じるということはなかった。

本当に望んでいることは断念するべきではない。もし何かをやりたいのなら、自分自身に対していってはならない。「私はあまりにも年をとりすぎている。それは絶対に無理だ。なぜ今やるべきなの？」すでに述べたように、二〇〇三年、看護師になるための勉強を開始したとき、私は五〇代のはじめだった。そのとき、体力的にみても最後まで続けられるかあまり自信がなかった。なぜなら、そのときまだプログラム責任者として週に五〇時間働いていたからだ。でも、いったんスケジュールを自分で決めて、座って、これをやるんだ、だから一番よい方法を見つけるだけだ、と考えたら、うまく適応できるようになった。そして、いったんすべての試験でAの評価が出はじめると思った。わあ、本当にできそうだ。そして、おかしいことだが、看護の仕事をしていると、思わず口に出してしまうこともある。「これを学んだときのことを覚えている。これを教えてもらった病棟のことを覚えている」

年齢とともに成熟していく部分もあるので、多くの若い看護師たちには提供できないかもしれないが、一種の感情的でスピリチュアルな要素を私は患者のケアに持ち込もうとしている。それは、瀕死の人にとっては大きな助けとなる。これこそ、私にとって最もふさわしい場面だ——終末期の患者とその家族のそばにいる——そこでは、生から死へ移行する瞬間をその人たちにとってもっと安らかにできるし、家族の喪失感ももっとよく理解できるだろうと思っている。そういうわけで、私はホスピスの仕事が大好きで、自分自身がそこを離れるなんて想像できない。

## マイケル・ヤノッタ
Michael Yannotta

私が看護師になった理由は単純だ。家族だ。三五歳のとき、しっかりした腕前の工具製作者として十分な仕事はあったが、その仕事が中国に外注されるようになった。私にはひとり子どもがいて、もうすぐまたひとり生まれるところだったので、工場で夜勤をしながら、学校へ通い、まずLPNになり、その後RNになった。この専門職でかなり大変な経験をしてきて、現在は、多忙な長期ケア・高度看護センターの看護部長を務めている。とてもつらい思いをしている人たちから、驚くほどたくさんのことを学ぶことができる。

三五歳のとき、私は転職を決断した。工具と鋳型《いがた》製作者として働いていたが、それは伝統的ですばらしい仕事だった。しかし、不運なことに、さらなる景気の後退、一時解雇、そして勤務時間の削減が続いた。二五歳のときは、週に六〇時間から七〇時間、できるかぎりの超過勤務で働いたものだ。しかし、三〇歳になる頃には、かろうじてまるまる一週間分の仕事を手に入れるのがやっとになった。

私はニュージャージー州の会社で、しっかりした腕前の工具製作者として働いた。表面研削盤《けんさくばん》、旋盤、フライス盤、放電加工機、そして機械組み立て工場にある他のすべての機械の動かし方を知っていた。日々、設計図をもとに金属の原料をプラスチック製の射出成形金型に入れ込んだ——毎日使う非常に多くの製品、ハンドワイプの容器のふたから、水槽のフィルターまで。私自身の専門的技術は、実際は仕上げだった。どんな金属でも、鏡のようになるまで光らせることができた。あの二機の航空機がタワーに衝突したとき［二〇〇一年九月一一日の米国同時多発テロ事件］、私はコートハンガーを磨いていた。今日まで、あのコートハンガーの一部を一階の道具箱に入れているが、それはまだ輝いている。

私の娘は、二〇〇二年にニューブランズウィック［ニュージャージー州］の聖ピーター病院で生まれたのだが、その過程で、私たちはそこの看護師たちから多くのことを学んだ。それ以前、正直なところ、看護師たちが毎日何をしているのか知らなかった。でも彼女たちをみながら、私はその専門的職業に興味をそそられた。彼女たちがどれほどたくさん異なることをしなければならないかがわかっただけでなく、もう一つの考えが頭に浮かんだ。どうやってこれを中国へ送るのか？　どうやってこれを外注するのか？　そんなことはできない。家族のためにこれをやろう。

だから、私は一年制のＬＰＮ養成プログラムのある郡の大学を探し出し、夜勤の仕事も見つけた。朝七時から午後四時まで大学に通った。それから、急いでまっすぐ仕事へ行き、午後四時三〇分から真夜中の午前零時まで働いたが、それはたやすいことではなかった。しかし、二〇〇四年にＬＰ

Nの資格を取得し、卒業して一週間以内に、ニュージャージー州のナーシングホーム、ハートウィックツアットオークツリーに就職した。脳損傷病棟に勤務し、看護師一年目で、工具製作者としての最後の一年間よりも、多くの収入を得た。だから、看護の世界へ飛び込んだのは、私にとってはとにかく正解だった。

しかしながら、その脳損傷病棟で働くのは、やりがいがあった。損傷のほとんどは、ドラッグの過剰摂取か交通事故が原因だった。たとえば、ドラッグの過剰摂取については、脳損傷を引き起こす低酸素症になると、人は生死の境をさまよう可能性がある。そんな状況でも、その人は生きていて、反応はあるが、コミュニケーションがとれない。心のなかでは反応しているのかもしれないが、その人が私たちの話を聞いているかどうか、よくわからない。時折、まばたきすることはある。

現在は、それほど重傷でなく、話せる人たちもいるが、たいていの場合、彼らはまったく穏やかでない――まるでトゥレット症候群に罹っているかのように、やみくもに金切り声で叫ぶ――感情を抑制することなく。悲しい状況に出くわすこともある。もしかすると、ひどい交通事故に遭ったのは自分の息子かもしれないし、もしかすると、自分の娘がドラッグの問題を抱えていることも知らず、自宅に戻ってその娘がカウチの上に無反応で横になっているところを発見することだってあるかもしれない――なんて恐ろしいことだろうか？　その子たちが一八歳のときに、そんなことが起こるのはみたくはない。

私の受け持ち患者のほとんどは、気管切開術を受けて、栄養チューブを入れていた。何に困っているか私にいうことはできなかったので、彼らにとって何が問題なのか判断する方法から学ばなければならなかった。重要なのは、彼らの脳は損傷を受けているので、何もかも具合が悪くなっており、一時間前の状態はどうだったのか、絶えず基本から評価しなければならないということだった。みえるものと聞こえるもの――客観的に観察できるもの――に基づいて判断しなければならない。なぜなら、主観的な情報は利用できないからだ。

自分の婚約披露パーティーで重傷を負った若い男性を受け持ったことがあった。彼とそのフィアンセはアパートで暮らしており、彼はそのバルコニーから転落したのだ。病院で、彼のフィアンセは、毎晩、彼のそばに座っていた。彼女は、何カ月もの間、決して動揺することなく、彼に会いにくることをやめなかった。ここにきて、彼はまったくコミュニケーションをとることができなくなっていたが、ゆっくりとだが、自分が必要としていることを周囲に伝えはじめ、そして、話す能力が回復しはじめた。最終的に、再び歩くことができるようにもなり、たしかに回復に向かっているようだった。ふたりが結婚したのかどうか、私は知らない。しかし、彼が彼女と一緒に自宅へ帰っていくのをみた。二〇〇五年、HBO［全米最大のケーブルテレビ］が脳損傷についてのドキュメンタリー番組を放映したが、ふたりのストーリーはその番組で取りあげられた。

もっとも、その仕事で私が本当に学んだのは、信頼ということだ。なぜなら、たくさんの家族がベッドサイドで徹夜の看病をするところをみたからだ。彼らの幼い息子だったかもしれないし、夜にボーイフレンドと一緒に出かけたはずの彼らの娘だったかもしれないが、突然、身の毛もよだつようなことがその子どもたちに起こったのだ。彼らには、次に何が起こるのかわからなかった。だから、家族はベッドサイドに残って、決して離れず、回復を期待させるような顔とか手足がピクッと動くのを待つのだった。

自分がかなり優れた看護師であるとわかったのは、ある家族から「よし、マイク、あなたがここにいるのね。私たちは、二、三時間自宅に戻るわ。後で戻ってくるから」といわれた日だった。家族の愛する人のケアを任されたとき、その患者にとって適切なことをしているのだなと実感するのである。

それは、私が看護で経験したなかで、たしかに最もつらい仕事だった。しかし、最高の経験でもあった。何年経っても、私はいまだにそこで学んだことを参考にしているほどだ。これから看護学校に通おうとしている人たちに話すときはいつも、そのような場所でしばらくの間働くことをすすめる。「少なくとも、半年間そこで過ごしなさい。そうすれば、そういった独特ともいえる患者にどう対処するかがわかる」彼女たちにそう伝える。「あなたたちは、アセスメントを学ぶ。状況においてどこが変化したかを突き止める方法を学ぶ。徴候や症状を学ぶ。信頼について学ぶ。そして、その仕事を終えると、他のことはすべて簡単に感じられるようになる」

その脳損傷病棟でおよそ八カ月間働き、その後、私は別のナーシングホームの仕事に就いた。そこでは、主に病院から患者を受け入れ、医師の監督下で看護ケアを提供する。リハビリテーション――物理療法、作業療法、言語療法――も行い、九〇パーセント以上の人は、自宅へ戻っていった。

もっとも、その仕事に就くとすぐに、私はLPNのままではいたくないことに気づいた。キャリアを積みたかったので、そのためにはRNになる必要があった。しかし、一晩中働き、朝から晩まで学校に行くようなフルタイムの看護学校には戻りたくなかった。それは、繰り返したくない一生に一度の経験で、最も嫌なことだった。そこで、私は仕事のスケジュールにあう通信教育の学校を見つけた。二〇〇七年に入学して、二〇一一年に卒業した。

オンライン学習での四年間に、すべてのコースで読んだり学んだりしてきたことは、自分の仕事に直接役立っていることがわかった。知識を広げることで医師とよどみなく話せるようにもなり、卒業を待つことなく前に進むことができた。主任看護師に昇格し、その後は病棟管理者になった。それはただ、自分が学んでいることを身につけて、それを毎日やっていることに適用していくという問題である。患者の家族と座って話しながら、どれほど気楽になったか、私は驚いた。彼らの愛する人がたとえどんな問題を抱えていても、ケアやリハビリテーションのさまざまな選択肢について話しあうことができた。そして、卒業するとすぐに、私はその会社で最も忙しい高度看護施設の看護副部長になった。

そのナーシングホームで、すばらしいことが起こった。一〇〇歳近い患者がいたのだが、彼女は死に直面していた。危篤状態で、かなり衰弱していた。彼女の孫息子はフロリダ州で結婚するところだったが、彼女はあまりにも具合が悪く、そこまで飛行機で向かうことができなかった。彼女の家族から、結婚式後、ナーシングホームで彼女のためにもう一度結婚式ができないか尋ねられた。

私はいった。「もちろんできますよ」

彼女が暮らす病棟を管理していたのは私だったので、特別な準備をした。まず、あらゆるものを必要以上に清潔にして、それから活動担当部門にリボンを用意させ、玄関を飾った。二、三のスケジュールを調整して、セラピーセッションが邪魔にならないようにし、ダイニングルームで簡単な披露宴ができるように準備した。

新郎新婦は、金曜日にやってきた。花嫁はばっちりメイクをして、ウェディングドレスを着用し、彼女の孫息子にあたる花婿は、現役の海兵隊員で、正式な軍服を着ていた。メインの玄関を通路として使った。牧師も連れてきており、花嫁付添い人、花婿付添い人、そして来賓も全員来ていた――結婚式がそこで完全に再現された。館内放送で、『パッヘルベルのカノン』を流した。

一〇〇歳の祖母は、ただニコニコ笑っていた。その表情をみれば、彼女の気持ちは手にとるようにわかった。信じられないが、それはナーシングホームでの出来事で、みんなが部屋から出てきて、目の前で行われていることをみていた。歩行可能な人もいたが、車椅子や歩行器を使う人もいた。全員が出てきてみていたが、涙を流していない人などひとりもいなかった。そのような光景は二度とみることができないだろう。たしかに、目の前の光景は私の心を揺さぶるものがあった。不幸なことに、その女性はおよそ一カ月後に亡くなったが、それでも彼女はあの素敵な思い出とともに旅立ったのだ。思い切ってあえて主張しよう。あの結婚式があった日に戻って、患者たちの鎮痛薬の使用量についてチェックしたら、かなり減っていることがわかっただろう。あの建物全体を覆った喜びがあれば、その量が減らないなんて絶対にありえない。

ナーシングホームについて、私はいつも次のように考えてきた。ナーシングホームは、誰にとってもいたくない場所だ。なぜなら、もし選べるなら、自宅に帰りたいからである。もし病気でなければ、そしてもし根本的に悪いところがなければ、そこ以外のところなら世界のどこへだって行くだろう。だから、人生をできるだけ楽しいものにするために、私はそれを仕事の一部に、日常の仕事の一部にする。もしそれが、日差しがまぶしいからブラインドを閉める必要があるとか、少しだけ楽になるから二分ごとに体の位置を調節する必要があるとかいうことを意味するなら、それこそまず私たちがやるべきことである。ナーシングホームでは、そのような種類のケアのアプローチをとる必要があると、私は感じている。

私は現在、忙しい長期ケア・高度看護センターの看護部長を務めており、施設に入っている患者の大半は、七〇代と八〇代の高齢者である。その人たちは、大部分は自分で身のまわりのことをしながら長い人生を生きてきた。もし晩年になって特別な世話が必要になるとしても、その人たちを恨んではいけない。よく誤解されている。多くの看護師たちがいう。「私はあなたのウエイトレスではありません。私はあなたのお手伝いではありません」しかし、その日の最後に、私たちの患者たちにとって、看護師や看護助手は、その人たちのすべてでなければならないと思う。患者は、もし可能ならば自力でそれをするだろう。独立や自由をあきらめなければならなかったのだから、ひと休みさせる必要があるのだ。もし私たちにコップ一杯の水、あるいはクッキーを一枚とってほしいと頼んできたって、問題はまったくない。

私を悩ませる唯一の患者は、たとえどんな理由であれ、暴力的になる患者である。認知症やアルツハイマー病は、ナーシングホームでは絶えずみられる厳然たる事実だということを思い浮かべればよい。日常的に蹴ったり、噛みついたり、平手打ちをしたり、唾を吐いたり、金切り声を上げたり、物を投げつけたりする患者たちは、自分が何をしているか、ほとんどわかっていない。たいていの場合、そのようなケースで、看護師や他のヘルスケア職員をいらいらさせるのは、その患者ではない——それは患者の家族だ。家族は、その行動をみることも、その行動が起こったときに理解することもしないかもしれない。認知症で、このように暴力的に行動していることなど知らないかもしれないのだ。なぜなら、家族が面会にやってくるとき、患者はたいていの場合眠っているからだ。あるいは、患者はちょうど夕食を終えたところで、リラックスしているからだ。しかし、午前中や夜遅くには、その患者が走りまわって、みんなを叩こうとしているかもしれないのだ。

職業人生を通じてずっと建設業界にいた男性は、すでに八〇代だが、いまだにとてもたくましく、大きくて力強い腕をしていた。彼は時々本当に怖く、彼の行動を抑えるのは大変だった。何かを解決するのにおよそ三カ月から四カ月かかったが、結局は、それは偶然の発見だった。ある日、彼があるスタッフを脅しているとき、ひとりの看護師が彼に赤ちゃんのようにみえる人形を渡した。「やあ、その赤ちゃんは眠っている。抱いていてくれる?」彼がその赤ちゃんと一緒に座ると、とても静かになり、それをしっかりと離さずにいた。そんなことが効果的だなんて、誰が今まで考えただろうか？

これまでの人生で、私はたくさんのことを経験してきた。レッカー車を運転した。工具製作者だった。レストランで働いた。若いときに、あらゆる種類のことをやったが、人が自宅へ戻れるよう手助けしたり、糖尿病のケアを人にはじめて指導しようとしたときと同じような満足感を抱いたことはない。彼らが今後の人生で、私が彼らのためにしたことを忘れないだろうということがわかるからかもしれない。

結局、計り知れない満足感を伴う仕事について話したいのなら、それが理由なのだ。私が一日で行うことに見合う給料支払い小切手など決して存在しない。私が提供するサービスに対する価値などない。しかし、その日の終わりに、私が手助けしている人たちの家族のなかには、愛する人の具合が悪い、病状が悪化している、あるいは瀕死の状態であるという理由で、少しも感謝されることなく、実際のところ怒っている人がいるということもわかる。その人たちには、私たちがしていることも、私たちがなぜそうするのかも、決してわからないだろう。

しかしながら、人が脳損傷の状態から、再び歩いたり話したりするようになるのをみるとか、脳卒中で人生を台無しにされた人が回復して退院するのをみること——それらは、お金では買えないほど貴重な経験だ。その脳卒中に襲われた人を抱きしめていうことができる。「やあ、幸運を祈ります。一週間したら、どんな具合か電話で知らせて下さいよ」そして、実際に電話がかかってきて、大丈夫であると聞くと、それに勝る仕事上の満足感はないのだ。

このように感動的なストーリーを私たち読者に届けてくれた努力に対して、著者ウィリアム・パトリックと、スーザン・ピートリー率いるハドソン・ホイットマン／エクセルシオール大学出版局の有能なスタッフに感謝したい。「使命を心にとどめて」看護師になるということを理解するまたとない機会になった。富、名声、そして魅力的な労働条件は、この本に登場する看護師たちにとっては主な動機ではないようだ。はっきりと浮かびあがるのは、他者の人生に重大な影響を与えたいという共通の願望があるということだ。フローレンス・ナイチンゲールはかつていった。「磯辺で無為に立ち尽くすよりも、新しい世界への道を先触れしながら、打ち寄せる波にのまれて死んだほうが一〇倍もよい。」ナイチンゲールのように、この人たちは、かかわって貢献することを求めてきた――他の人たちや私たちの社会に。

これらの自伝を通じてさらに明らかになったのは、その看護師たちがみずからのキャリアの目標を達成するために克服しなければならなかった障害や困難である。おそらく意図的ではないとはいえ、高校を卒業したばかりの若者を教室から病人や負傷者がいる病棟へ送るというプロセスの厳しさが、たいていの場合、もっと年上で、すでに働いている、あるいは家族や地域社会の責任を背負いながらも看護を目指す多くの人たちの機会を奪っている。

ここで描かれた看護師たちがそれぞれ少なくともひとつ、エクセルシオール大学（名称変更前は

「リージェンツ」）から、より高い教育の学位を取得したという事実は、偶然ではない。私たちが行っているのは、仕事を辞めて学業に専念することのできない経験豊かな成人たちのために特別に工夫されてきた唯一の看護教育プログラムである。そのプログラムには、一連の試験のために個人で準備するという柔軟性があり、長年続けてきた仕事で得られた臨床経験を価値あるものとして認めてくれる。それでも、本物の患者を対象にした急性期のケアの現場で何日もかけて行われる実践的な臨床能力に関する評価に合格することなしに、このプログラムを卒業することはできない。

看護教育についてのエクセルシオール大学のアプローチは、米国における看護師不足に歯止めをかけてきた。過去四〇年間に五万人近くの新しい看護師を卒業させたことで、私たちの看護教育プログラムは、全五〇州に認められ、受け入れられてきた。それはまた、ニューヨーク州、ミドルステーツ高等教育委員会（エクセルシオール地域認定機関）、全米看護教育認定委員会（一九七五年以来）の視察を受け、認可されて、ＮＬＮ［全米看護連盟］によってそのような称号がつくられて以来ずっと、「看護教育における中核拠点」と呼ばれてきた。

エクセルシオール大学は、その卒業生全員を誇りにしている。私たちは特に、前述した引用で思い出すように、（経験がその本当の価値によって認められて評価される）「新しい世界」を私たちにみせるために、（看護教育の厳しいモデルという）「打ち寄せる波」に対して継続して闘う私たちの看護学部卒業生を誇りに思う。

大切なことをひとつ言い残したが、本書で描かれた人たちに感謝したい。保健医療におけるみずからの経験を共有する際の寛容さと信頼は、大いに称賛される。私はまた、みなさんがエクセルシオール大学（リージェンツ）とその看護学部を選ぶことによって、RNになるための道へ進んだことも感謝したい。あなたたちは、最高の看護師を代表しており、私たちが「新しい世界への道を先触れする」と期待するモデルの裏づけとなる存在である。そして、その新しい世界では、看護師たち全員の計り知れないほどの貢献が最終的には認められるであろう。

ジョン・エバーソール　エクセルシオール大学学長

## 謝辞

　このプロジェクトにボランティアで参加して下さった看護師たちに感謝したい。それは、この種の本は、実にたくさんの参加者を必要とするからだ。保健医療における自分のキャリアについて進んで話してくれる人を求める最初の電子メールに対して返信してくれた一四〇名の看護師のなかから、私は五七名を選んだ。そのひとりひとりと電話による長時間のインタビューを行い、さまざまな質問をしたが、そのなかには、私生活を詮索するような不快な思いをさせる内容もあった。その段階で、四六名の看護師が残った。

　四六名のインタビューがすべて、およそ一八〇〇ページのテキストに文字として起こされると、参加した看護師たちにその原稿を送って、インタビューのプロセスで彼女たちが説明し告白したことを確認してもらった。印刷物に変換された会話のリアリティ、特に、音の抑揚や言葉によらない感情がうまく伝わらない、仕上げ前のインタビュー原稿は、人によっては不安をかきたてるものであることがわかった。そしてその時点で、残った看護師たちに、彼女たちのストーリーに対するハドソン・ホイットマン／エクセルシオール大学出版局からの出版権を承諾する法的許可書に署名を求めると、四〇名にまで減少した。

　最後の段階は、その原稿を読みやすいストーリーに変えることに関係していた。つまり、通常の会話ともインタビューの原稿とも違う、一貫した構造を示す劇的な独白をつくりあげなければならないということだ。人が自分の人生で経験したことについて話すとき、要約するようなことはしない——その人はストーリーを語る。だから、私は最善を尽くして、それぞれの看護師が口にした、実際の口語的な言葉を残したが、繰り返しを避けたり、要点を明らかにしたりすることだけには留意した。そして、私は何かを自分で創作することはあまりしたくなかった。なぜなら、信頼できるノンフィクションこそが、信憑性の拠り所だからだ。

私が書きあげたストーリーを、最後に検討してもらうために看護師たちに電子メールで送ると、職場でのトラブルを避けるために、本質を突いている部分を取り消すか変更してほしいと望む看護師が出てきた。彼女たちの不安には同情したが、そのような自己検閲によって、私が書きためていたストーリーの数はさらに三六にまで減少した。結局は、素材がとても豊富だったので、ストーリーは、私がプロジェクト開始時に見積もったよりも長くなり、実際に残ったのは、二三編のみとなった。

このプロジェクトに貢献してくれたことで報酬をもらった看護師は誰ひとりいなかったし、彼女たちの無私無欲の寛容さなしには、この本が世に出ることはなかっただろう。ちなみに、彼女たちがそのキャリアで経験した最も感動的な場面を共有しようとする気持ちがなければ、この本を読む意味はない。

これは、単なる保健医療についての本ではないし、特定の職業で陥りやすい問題を述べている人たちとの放談を単に抜粋したものでもない。大変な苦労をして手に入れた知恵のアンソロジーであり、私はみずからそれを提供した看護師たちの勇気を称賛する。

ウィリアム・B・パトリック

# 訳者あとがき

医療現場で働く看護師たちのストーリーを集めたアンソロジーといえば、少し古くなるが、エコー・ヘロン著 *"Tending Lives: Nurses on the Medical Front"*（中井京子 訳『命のカルテ アメリカのナースたちの声』〈集英社〉）が思い出される。最近では、看護の問題に精通した米国人ジャーナリスト、スザンヌ・ゴードン編 *"When Chicken Soup Isn't Enough"*（サイエド舞 訳『立ち上がる看護師たちの物語 世界の看護師51人の声』〈図書刊行会〉）もあった。

本書は、そのスザンヌ・ゴードンも絶賛したウィリアム・B・パトリック編 *"The Call of Nursing: Stories from the Front Lines of Health Care"* の全訳である。パトリック氏は、消防士や救急救命士たちの活躍を描いたノンフィクション *"Saving Troy: A Year with Firefighters and Paramedics in a Battered City"* で知られる作家で、小説、映画やラジオドラマの脚本なども執筆している。

本書では、看護のさまざまな専門分野で活躍するベッドサイドの看護師たちはもちろんのこと、ヘリコプターに搭乗するフライトナース、日本でも注目されはじめたナースプラクティショナー、陸軍や海軍に所属して海外へ派遣される看護師、医療施設の看護管理職、看護学生を指導する看護教員といったベッドサイド以外で活躍する看護師たちの姿も克明に描かれている。その看護師たちを内側から突き動かしているのは「人の役に立ちたいという強い気持ち」であり、それが"The Call of Nursing"なのである。日本の看護や医療の関係者だけでなく、看護学生や将来看護師をめざす中高生にもぜひ読んでいただければと思う。

看護職者を養成する大学に勤務して実感するのは、海外の看護師たちのストーリーが看護職への道を歩みはじめたばかりの学生たちの心を揺さぶり、その心に響くということである。これまで、ジャック・キャンフィールドほか著 *"Chicken Soup for the Nurse's Soul"*（川原礼子・山田智恵里 監訳『愛はあなたの手のなかに』）を英語教材化し、『英語を学ぶ看護学生に贈る こころのチキンスープ』や『英語で読む ナースが語る感動のストーリー』（以上、看護の科学社）として看護学生への教育で活用してきた。

今回は、世界中で活躍する看護師たちのストーリーを、翻訳を通じて伝える機会を与えていただいた。本書出版の意義にご理解を示してくださった西村書店に敬意を表したい。

翻訳にあたっては、原著出版社ハドソン・ホイットマン／エクセルシオール大学出版局のスーザン・ピートリーさんと連絡をとることができた。本書を信頼できるものにするため訳者からの質問に丁寧に答えて下さったピートリーさんには、心から感謝したい。

いつもながら、山田政美先生（島根大学名誉教授・島根県立大学名誉教授）に深く感謝申し上げる。今なお学問への意欲をかき立ててくださる先生との出会いがなければ、英語の言語と文化を研究する道へ進むことはできなかった。

最後に、いつも訳者を支えてくれる二人の娘たちと妻、そして二頭のＪＲＴ（ジャック・ラッセル・テリア）たちに感謝したい。

田中　芳文

編者●ウィリアム・B・パトリック（William B. Patrick）
米国ニューヨーク州スケネクタディ在住。作家。コネチカット州にあるFairfield UniversityのMaster of Fine Arts Program in Creative Writingなどで講義を担当。主な作品に“*Saving Troy: A Year with Firefighters and Paramedics in a Battered City*”などがある。

訳者●田中 芳文（たなか・よしふみ）
島根県松江市生まれ。島根県立松江南高等学校卒業、島根大学教育学部卒業、岡山大学大学院教育学研究科修了。教育学修士。専門は英語学、社会言語学。現在、島根県立大学教授。共著書に『医療現場の英語辞典』、『犯罪・捜査の英語辞典』（以上、三省堂）、『英和ブランド名辞典』（研究社）など、訳書に『新生児集中治療室NICU』、『ドクターヘリ　救命飛行《フライト》』、『外科研修医《レジデント》　熱き混沌《カオス》』（以上、医歯薬出版）、『看護師《ナース》がいなくなる？』（西村書店）などがある。

**看護師として生きる　自分の選択**

2016年4月15日　初版第1刷発行

編　者　ウィリアム・B・パトリック
訳　者　田中芳文
発行者　西村正徳
発行所　西村書店
　　　　東京出版編集部　〒102-0071 東京都千代田区富士見2-4-6
　　　　Tel.03-3239-7671　Fax.03-3239-7622
　　　　www.nishimurashoten.co.jp
印刷・製本　中央精版印刷株式会社


ISBN978-4-89013-698-8